ジェネラリスト必携！
この皮膚疾患に この処方

編集
安部 正敏
医療法人社団廣仁会　理事長
札幌皮膚科クリニック　院長

宮地 良樹
京都大学名誉教授
静岡社会健康医学大学院大学　学長

医学書院

ジェネラリスト必携！　この皮膚疾患にこの処方

発　行	2019年3月31日　第1版第1刷Ⓒ
	2023年3月15日　第1版第4刷

編　集　安部正敏・宮地良樹

発行者　株式会社　医学書院
　　　　代表取締役　金原　俊
　　　　〒113-8719　東京都文京区本郷1-28-23
　　　　電話　03-3817-5600（社内案内）

印刷・製本　アイワード

本書の複製権・翻訳権・上映権・譲渡権・貸与権・公衆送信権（送信可能化権を含む）は株式会社医学書院が保有します．

ISBN978-4-260-03681-8

本書を無断で複製する行為（複写，スキャン，デジタルデータ化など）は，「私的使用のための複製」など著作権法上の限られた例外を除き禁じられています．大学，病院，診療所，企業などにおいて，業務上使用する目的（診療，研究活動を含む）で上記の行為を行うことは，その使用範囲が内部的であっても，私的使用には該当せず，違法です．また私的使用に該当する場合であっても，代行業者等の第三者に依頼して上記の行為を行うことは違法となります．

JCOPY 〈出版者著作権管理機構　委託出版物〉
本書の無断複製は著作権法上での例外を除き禁じられています．複製される場合は，そのつど事前に，出版者著作権管理機構（電話 03-5244-5088, FAX 03-5244-5089, info@jcopy.or.jp）の許諾を得てください．

執筆者一覧（50音順）

秋田浩孝	藤田医科大学ばんたね病院皮膚科　准教授
秋山正基	北千住あきやま皮膚科　院長
朝比奈昭彦	東京慈恵会医科大学皮膚科学　主任教授
安部正敏	医療法人社団廣仁会　理事長／札幌皮膚科クリニック　院長
天野博雄	岩手医科大学皮膚科学　教授
石地尚興	すぎのこ皮ふ科クリニック　院長
石橋昌也	浅沼皮膚科医院
梅澤慶紀	東京慈恵会医科大学皮膚科学　教授
江川清文	天草皮ふ科・内科クリニック
遠藤雪恵	群馬大学大学院皮膚科学
岡﨑布佐子	岡山市立市民病院皮膚科　部長
岡田悦子	産業医科大学皮膚科学　准教授
小川英作	信州大学皮膚科学教室　講師
加藤裕史	名古屋市立大学大学院加齢・環境皮膚科学　講師
金子　栄	島根大学皮膚科学　准教授
上出良一	ひふのクリニック人形町　院長
川口雅一	山形大学皮膚科学　准教授
草竹兼司	形成外科皮膚科　草竹クリニック　理事長
小林里実	聖母病院皮膚科　部長
小宮根真弓	自治医科大学皮膚科学　教授
清水　晶	金沢医科大学皮膚科学講座　教授
周東朋子	周東クリニック　副院長
曽我部陽子	石井病院皮膚科　医長
髙橋愼一	東京歯科大学市川総合病院皮膚科　教授
高山かおる	埼玉県済生会川口総合病院皮膚科　主任部長
竹田公信	金沢医科大学皮膚科学　准教授
竹中　基	長崎大学大学院皮膚病態学　准教授
田村政昭	佐野厚生総合病院皮膚科　部長
常深祐一郎	埼玉医科大学皮膚科学　教授
中村泰大	埼玉医科大学国際医療センター皮膚腫瘍科・皮膚科　教授
夏秋　優	兵庫医科大学皮膚科学　教授
西尾晴子	つるまき皮膚科　院長

野見山朋子	野見山医院
野村有子	野村皮膚科医院　院長
服部友保	はっとり皮膚科医院　院長
林　伸和	虎の門病院皮膚科　部長
原田　晋	はらだ皮膚科クリニック　院長
廣﨑邦紀	北海道医療センター皮膚科　医長
福田朝子	札幌医科大学附属病院皮膚科
福地　修	厚木市立病院皮膚科　部長
本田ひろみ	東京慈恵会医科大学附属病院皮膚科／錦糸町かるがも皮膚科　院長
益田浩司	京都府立医科大学大学院皮膚科学　准教授
馬渕智生	東海大学皮膚科学　教授
三原祥嗣	三原皮ふ科アレルギー科　院長
宮地良樹	京都大学名誉教授／静岡社会健康医学大学院大学　学長
安元慎一郎	安元ひふ科クリニック　院長
山﨑　修	島根大学医学部皮膚科　教授
米田明弘	桑園オリーブ皮膚科クリニック　院長
渡辺大輔	愛知医科大学皮膚科学　教授

序

　「正しい診断なくして，正しい治療なし」とは，特に皮膚科専門医が自らを戒めるがごとく口にする言葉である．無論，この言葉はこの世に数多存在するすべての疾病に当てはまるが，皮膚科学においては特に診断学と治療学が密接に関係する学問であることが，この言葉に端的に示されている．

　正しい診断がついていれば，皮膚科専門医同士が疾患名を口にすると，瞬時にその病態生理から治療，そして患者指導までをも理解しあえることも少なくない．たとえば，"接触皮膚炎"と"皮脂欠乏性皮膚炎"では，当然使用する外用薬が異なり，"脂漏性皮膚炎"では，"皮膚炎"とはいいながら抗真菌外用薬を用いる場合がある．皮膚を専門としない医師にとっては誠に厄介であろうが，逆にそのコツを習得すれば，少なくとも一般診療において，根拠ある皮膚疾患治療を行うことが可能となる．

　本書は，日本を代表する錚々たる皮膚科専門医に，できるだけ平易な記載で，従来の教科書にはないコツまでを網羅していただき，皮膚科専門医や若手皮膚科医だけでなく，幅広い疾患を網羅しなければならないジェネラリストの先生方に容易に読破し，スキルアップを図って頂ける内容を目指した．今編者として改めて本書を精読したが，期待以上の出来に自ら感激した．お忙しいなか，本書の"ねらい"をご理解いただきご執筆いただいた先生方，本書出版に並々ならぬ労力を割いていただいた医学書院の天野貴洋氏に深謝申し上げるとともに，師と仰ぐ先生と共同編集などというもったいない機会をご配慮いただいた他ならぬ宮地良樹先生（安部は宮地良樹先生が群馬大学教授となられた際の第一期生である！）に衷心より感謝する次第である．

　もう一度繰り返すが，「正しい診断なくして，正しい治療なし」である．本書は当然後半に主眼を置いている．前半は，本書と同時に発刊される『ジェネラリスト必携！　この皮膚疾患のこの発疹』をご精読いただければカンペキであろう．ぜひ，生まれたてホヤホヤの双子の2冊をお手元に置いて，診療の合間，実験の待ち時間，移動中の車内で目を通していただき，このかわいい双子を育てていただきたい．双子が成長し，いつしか表紙にシミができ，ページにシワが目立つようになったとき，読者の皮膚科診療スキルは自ずと天よりも高く，海よりも深くなっているに違いない．無論，患者のシミ・シワのケアもオテノモノになっている……はずである．

まだ雪深い北の大地にて
編者を代表して

安部正敏

目次

序 .... 安部正敏　v

1. 皮膚疾患治療のキホン

|対談| 皮膚科治療のコツとピットフォール .... 安部正敏・宮地良樹　1
外用薬総論 .... 安部正敏　10
外用薬各論
 ステロイド外用薬 .... 宮地良樹　14
 保湿薬 .... 宮地良樹　19
 抗真菌薬 .... 常深祐一郎　25
 抗ヘルペスウイルス薬 .... 渡辺大輔　30
 抗菌薬 .... 安部正敏　33
 免疫抑制薬 .... 安部正敏　38
 レチノイド .... 林　伸和　40
 活性型ビタミンD_3外用薬 .... 安部正敏　42
 サンスクリーン剤 .... 宮地良樹　46
 ドレッシング材 .... 安部正敏　50
皮膚疾患の治療によく用いられる全身治療薬
 抗ヘルペスウイルス薬 .... 渡辺大輔　56
 経口抗真菌薬 .... 常深祐一郎　62
 抗ヒスタミン薬 .... 宮地良樹　68
スキンケア .... 安部正敏　71

2. 湿疹・皮膚炎群

アトピー性皮膚炎 .... 天野博雄　77
接触皮膚炎 .... 高山かおる　83
脂漏性湿疹 .... 安部正敏　86
皮脂欠乏性湿疹 .... 野村有子　90
手湿疹 .... 石橋昌也　94
乳児湿疹 .... 益田浩司　97
汗疹性湿疹 .... 岡﨑布佐子　100
異汗性湿疹 .... 髙橋慎一　102
自家感作性皮膚炎 .... 原田　晋　104

3. 蕁麻疹・痒疹・皮膚瘙痒症

蕁麻疹 .... 三原祥嗣　106
皮膚瘙痒症 .... 服部友保　110
結節性痒疹 .... 曽我部陽子　113
虫刺症 .... 夏秋　優　117

4. 紫斑・血管炎

慢性色素性紫斑 .... 秋山正基　120
スキン-テア .... 安部正敏　124

5. 物理化学的皮膚障害

熱傷 .... 加藤裕史　127
凍瘡（しもやけ） .... 福田朝子　130
褥瘡 .... 金子　栄　133
日光皮膚炎（日焼け） .... 上出良一　137

6. 膿疱症

掌蹠膿疱症 .... 小林里実　139

7. 炎症性角化症・角化症

胼胝・鶏眼 .... 本田ひろみ, 朝比奈昭彦　144
毛孔性苔癬 .... 小宮根真弓　147
乾癬 .... 梅澤慶紀　150
扁平苔癬 .... 福地　修　154

8. 色素異常症

尋常性白斑 .... 川口雅一　156
老人性色素斑（日光黒子） .... 周東朋子　160

9. 代謝異常症

眼瞼黄色腫 .... 遠藤雪恵　162

10. 付属器疾患

ニキビ（尋常性痤瘡） .... 宮地良樹　164

酒皶	馬渕智生	168
円形脱毛症	野見山朋子	171
巻き爪・陥入爪	草竹兼司	176

11. 皮膚腫瘍

炎症性表皮囊腫	岡田悦子	179
脂漏性角化症・アクロコルドン	中村泰大	182
日光角化症	廣崎邦紀	184

12. 皮膚感染症

口唇ヘルペス	渡辺大輔	187
帯状疱疹	石地尚興	190
尖圭コンジローマ	米田明弘	193
尋常性疣贅	江川清文	195
水いぼ（伝染性軟属腫）	清水 晶	199
丹毒・蜂窩織炎	山﨑 修	201
伝染性膿痂疹	田村政昭	205
足白癬	竹田公信	208
爪白癬	竹中 基	212
疥癬	西尾晴子	214
梅毒	安元慎一郎	217
シラミ症	秋田浩孝	220
マダニ刺症	小川英作	222

COLUMN

保湿用入浴剤	天野博雄	23
保湿薬入り洗浄剤	原田 晋	24
美白剤	野村有子	49
抗真菌薬含有シャンプー	安部正敏	66

索引 225

ブックデザイン：菊地昌隆

対談
皮膚科治療のコツとピットフォール
安部 正敏 ✕ 宮地 良樹

ステロイド外用薬の使い分け

宮地 他科の先生方が，外用薬を処方されるときに，どういったことに悩んでいると相談を受けますか。

安部 まず，ステロイド外用薬では，どのようなものを使えばよいのか。強さのレベルをどう選択するかで悩まれている方が多いようです。

宮地 使い分けは，効果と副作用を加味して考えます。目の前の皮膚疾患に対してどのくらいの強さのステロイドを処方すると，1週間目にはここまでよくなる，といったことがイメージできないと選べないんですよね。先生はどういうふうに使い分けをアドバイスしているのですか。

安部 他科の先生とお話をすると，ステロイドに対して極端な使い分けをされているようなんですね。つまり，難治性病変であればとにかくデルモベート®(strongestクラス)で，そうでなければロコイド®(mediumクラス)というような。しかし，ステロイドには，そのあいだのランクもあるのです。よくなってきたら回数を減らすか，あるいはランクダウンを検討しますし，また部位によっても使い分けを考えなければなりません。

宮地 強さがランクに分かれていて，目の前の炎症を抑えるのに必要なのは，どのくらいの強さか。これは経験が必要でしょうね。極端なことを言えばデルモベート®を使ったら何でもよくなるでしょう。ですが，当然副作用が出ます。それから，すべてロコイド®にしたらどうか。これは効かないものもあるし，炎症を遷延化してしまう可能性もあります。これではよくないでしょう。ステロイドは使い分けが大切ですよね。

安部 今おっしゃったように，ステロイドには副作用の問題があります。効果が強い場合は副作用がある。これは分離できません。だから顔面，頸部，陰部など副作用が出やすい部位には特に気を付けなければなりません。

宮地 そういう皮膚の薄いところは吸収がよいので注意が必要です。私は，他科の先生には，顔面にはあまりステロイドを出さないでほしいと言っています。出す

のなら，1本だけにしてくださいと．1本で，必ず翌週受診してもらうようにしなければ，患者はダラダラ塗ってしまいます．3週間後に診たら顔が真っ赤で，酒皶になっていたとかね．体は多少塗っても大丈夫だと思いますが，顔に関しては，私は自分で診るときも1本しか出しません．塗り薬というのは，知らないうちに独り歩きしますから気をつけなければなりません．おばあちゃんが家に帰って，「これ，効いたから孫にあげました」とかね（笑）．

ステロイド外用薬のランク

宮地 ステロイドの強さに関しては，強いものは吸収されて影響するということがあります．ステロイドは，もともと側鎖にハロゲンを付け加えることで，効果も副作用も強くなりました．ですから，ハロゲンがついているかどうかが強さの1つの分かれ目です．

安部 非ハロゲンというと，リドメックス®がそうです．

宮地 ハロゲンがついているか否かによって強さがきれいに分かれます．強さは血管収縮能で見ているので，必ずしも臨床的効果と相関するわけではないですが，ある程度の目安になります．ステロイド外用薬の強さについては→16頁に一覧表を掲載していますので，参考にしていただければと思います．

安部 また，ステロイドにはアンテドラッグもあります．これは，エステルを外すことで，吸収されたら弱くなるというものです．マイザー®，リドメックス®，パンデル®軟膏があります．

宮地 1日20gというように大量に塗る場合には，そういったものを使うことを考えたほうがよいでしょうね．強さと，ハロゲンの有無，アンテドラッグを目安に考えましょうということです．

基剤はどう選ぶ？

安部 外用薬の基剤の選択に迷っている他科の先生も多いです．冬場は一般的にドライスキンになりがちですので油性の軟膏基剤を使いますが，暑い夏にはべたついて大変です．アドヒアランス向上のためにローションを出します．ただ，基本がわかっていないと，これを

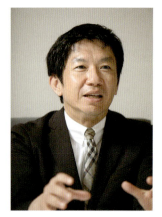

安部 正敏
医療法人社団廣仁会
札幌皮膚科クリニック院長

逆にする方もいらっしゃいますね。

宮地　外用薬には有効成分である主剤とそれを溶解している基剤があります。主剤というのは，いわばその薬の薬効成分。ステロイドや抗菌薬です。これに対して基剤はそれの担体です。ワセリンなどの油や，クリーム，ローションなどがあります。外用薬は，実はほとんどが基剤で構成されています。基剤については，昔の皮膚科医はずいぶん厳しく教わったそうです。なぜかというと，かつてはステロイドのような効く主剤が少なかったからです。強力な主剤がないので，昔はいろいろ工夫しながら基剤でなんとか対応していました。私が研修医になったころでも，抗ウイルス薬はありませんでした。ステロイド外用薬が開発されたのは，1950年代ですから，それ以前は基剤で治療するしかなかったのです。だから，基剤にこだわったんでしょうね。さて，今，ステロイドが必要と判断して，強さはこれに決めました，と。では，どういう剤形にするか。これはどうやって考えたらいいでしょうか。

安部　外用薬に慣れていない方は，とにかく軟膏を使うことだし思います。軟膏はオールマイティで，何にでも使えます。

宮地　教科書を見ると，クリームは水を吸い取るとか，刺激があるとか，いろいろ書いてあります。もちろん，コンプライアンスの面でローションがいい場合もあるでしょうし，フォーム剤を使ったほうがいい場合もあると思います。しかし，基本のキは軟膏基剤で，これが一番無難です。軟膏には，保護作用もあります。悪い点は，テカテカベとつくことですが，薄く塗れば，さほど気にならないと思いますね。奥の手としては，見た目はクリームだけれども，実は軟膏というものがあります。

安部　ステロイドだと，メサデルム®クリームや，ネリゾナ®ユニバーサルクリームが軟膏に近いクリームですね。

宮地　患者さんから「ベタついてイヤだ」と言われたときに，「じゃあ，これにしましょう」と処方します。こちらは軟膏のつもりでいるのですが，見た目はクリームだから，喜んで患者さんは塗ってくれるでしょう。取り立ててクリームとか，ローションを選んだほうがよいのは，どんなときですか。

安部　夏場ですね。アドヒアランスが下がるときには，クリームやローションにしないとなかなか塗ってもらえません。あと，子どもでうま

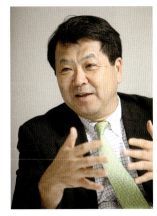

宮地 良樹
京都大学名誉教授

く塗れないときには，スプレーや泡スプレー（フォーム剤）を出します。

宮地　保湿薬のフォーム剤が発売になって，塗りやすさはだいぶ改善したのではないでしょうか。軟膏がどうしても駄目な場合には，これらの使用を考えてもよいかもしれません。

安部　ただ，頭は，ローションやゲルでなければ難しいです。

宮地　頭というと，私は，脂漏性皮膚炎には，ステロイドを薄めた液体を洗面器に入れて「リンスにしなさい」と言って使っていました。シャンプーをしたあとに，リンスの代わりにステロイドを薄めて流す。そうすることで，頭にまんべんなく塗れるのです。今はもうステロイドのシャンプーができましたけどね。

実はリスキーな外用薬の混合

安部　他科の先生にお話を聞くと，外用薬を混合して使っている方もいらっしゃいます。いろいろな基剤を混ぜて，見よう見まねで処方していることもあるようです。

宮地　よくある誤解は，ステロイドは薄めれば副作用が減るだろうというものです。「倍に薄めたら副作用も半分だろう」と思うかもしれませんが，実はそうではないのです。アンテベート®を16倍まで薄めても，血管収縮能は変わらなかったという文献[1]があります。皮膚科医も混ぜることはあります。でも，それは薄めて効果や副作用を減らそうというのではなくて，塗る面積を広げようとか，節約しようとするときです。

安部　混ぜる場合には基剤を揃えることが大切です。基剤が同じでなければ，きちんと混ざりません。油が多いタイプのクリームでは，軟膏と混ぜてもよいのですが，水が多いタイプ，たとえばステロイド軟膏とヒルドイド®クリームを混ぜるとベチャベチャになってしまいます。

宮地　そもそも，外用薬を混ぜることはリスキーです。1つの製剤を作るときには，臨床試験をしてベストな濃度や基剤にしています。混ぜることには功罪があることを知っておくべきでしょう。今，言われたように，基剤の組み合わせを間違えると，分離するとか，失活してしまう場合もあります。だから，軟膏であればワセリンと混ぜるというように，混ぜる場合には同じ基剤で混ぜなければなりません。

外用薬の塗り方・塗る量

宮地　塗り方については，昔から入浴後に塗りなさいと指導しています。これの1

つのメリットは，風呂上がりで裸のときにそのまま塗れるということです．塗るときには脱衣しなければならないので面倒くさいんですよね．水虫でも，いちいち靴下を脱いで塗るのは億劫です．その点，風呂上がりであれば，お風呂場でそのまま塗れます．これは，コンプライアンスを上げる工夫でしょう．ただ，保湿薬に関しては，いつ塗っても差がないという文献[2]もあります．

安部 とはいえ，服を脱ぐ手間を考えれば，お風呂場に薬を置いておいて，風呂上がりに塗ってしまうのが楽でしょうね．外用薬の塗る量については，いかがでしょうか．先生はサンスクリーン剤について，必要量の半分しか塗られていない実態があるとおっしゃっていましたよね．

宮地 サンスクリーン剤では，よく皆さんは SPF を指標にしています．でも，サンスクリーン剤記載の SPF を得るためには，実は $2\,mg/cm^2$ とかなり多く塗らなければならないのです．実験では，普通の人が適量と思う量（平均 $1\,mg/cm^2$）の 2 倍塗ることが必要でした．だから，1 回しか塗らないのであれば，謳われている SPF の半分しか効果がないと理解しておくべきです（→ 46 頁）．やはり，外用薬の塗る量に関しては，医師が期待するほど塗られていないのではないかと思います．たとえば保湿薬では，体幹に塗る場合，FTU（finger tip unit）換算でどれくらいの量が必要になりますか？

安部 1 FTU で大人の手のひら 2 枚分（0.5 g）です．その 50 倍になりますから，50 FTU（25 g）ですね．

宮地 その計算でいえば，体中に塗るにはとんでもない量が必要になるわけです．出すほうもそこまで塗ることは期待していませんし，患者さんはもちろん塗っていません．ただ，保湿薬は，なるべく多めに塗ったほうがいいでしょう．実際，大量に塗ったら効果があって，角層水分が増えたというデータ[3]があります．保湿薬を出して，次に来たときによくなっていない場合には，まず塗っている量が足りないと考えたほうがいいと思います．薬を変える前に，「どのくらい塗ってるの？」と聞いて，「塗り方が不十分」と，そういう指導が大切でしょうね．効かないときは，まず塗っていないと考える．これが鉄則です．

安部 そもそも外用薬は，ものすごくアドヒアランスが悪い薬ですよね．

宮地 "塗ることのストレス"もあると思います．文献的には外用量が 5 g を超えるとストレスになり，塗る時間が 30 分を超えたらイヤになるそうです[4,5]．たとえば，爪水虫（爪白癬）だと，1 か月後にガクンとコンプライアンスが下がります．だから，目の前の患者さんが「先生，塗ったけど何も変わりません」と言ったときは，まず「きちんと塗っていないんじゃないか？」と考えてみましょう．患者さんは思うほど塗っていないということは，ぜひ頭に入れておいてください．そういう意味では，一度に何か月分も出すのではなくて，2 週間

後に来てもらって，その都度指導しないと患者さんは塗らないと思います。

安部　先生の論文で，保湿薬はステロイドのFTUよりも少し多めに塗ったほうがいいというものがありましたね。患者さんにはどのように適量を説明されているのでしょうか。

宮地　同じFTUでも，人によって倍違うこともあります3)。チューブから5cm出すのでも，ピッと一気に出すのと，ゆっくり出すのとでは量が違うんです。ただ，平均をとってみると，教科書どおりに1FTU＝0.5gになっています。実際に適量といって塗る際に，3gの人もいれば，1gの人もいる。牛丼でつゆだくが好きな人がいるのと一緒(笑)。それでも平均はちょうどいいぐらいになるんですよ。だから，「自分が適量と思う量よりも，ちょっと多めに塗ってください」と言うようにしていますね。

安部　処方量に関しては，他科で軟膏をもらったことのある患者が，私のところへ来ると，「他科の先生のほうがステロイドをたくさん出してくれた」と言うことがあるんです。先ほども触れましたが，副作用が出やすい顔に塗るステロイドの場合，皮膚科医はあえて量を少なく処方することもあります。

宮地　さっき言ったように，外用薬は大量に出すと，独り歩きして使われてしまうこともありますからね。なので，私は"Do処方"は怖くてできないですよ。

皮膚科処方の落とし穴

安部　水虫じゃないのに抗真菌薬を出したり，ヘルペスではなくてかぶれなのに抗ヘルペス薬を出したりしているケースは多いです。たとえば，以前，口唇全体に漿液性丘疹が出ている患者が，近所の内科にかかってヘルペスだと言われて，内服の抗ウイルス薬を出されていたことがありました。皮膚科医の目で見ると明らかにマンゴー皮膚炎で，見た瞬間に「マンゴー食べたでしょう」と思ったことがあります。

宮地　ヘルペスは基本的に粘膜と皮膚の境界部に水疱を生じるものです。口唇全体にできるというのは，まずないでしょう。ヘルペスで口唇全体に発疹が出るとしたら，初感染の重症なヘルペス性歯肉口内炎しかありえません。その場合，患者はぐったりしているはずです。もしヘルペスだと思っても，口唇全体に発疹があったら，皮膚科医に紹介したほうがよいでしょうね。

安部　診断が付かなければ，治療はせずに，極力皮膚科医に紹介していただきたいと思います。あとが大変になるケースも多いですから。

宮地　たとえば，真菌検査をしないで「おそらく水虫でしょう」と診断して薬を出して，1か月経っても治らないからと皮膚科に紹介されたら，こちらは大変

す．抗真菌薬をやめてもらって，2週間ぐらい待ってから，もう1回カビを調べて，それから薬を出すわけです．患者さんにも負担がかかってしまいます．内科の先生が，たとえば「抗核抗体陽性だったので膠原病ですから，とりあえずステロイドを10mg出しておきました．あとは診てください」といって紹介されたら，診断はついていないし，処方量は中途半端だしで，困るのではないでしょうか．同じことが，水虫では起こっているということです．診断があやふやなら，「とりあえずこれね」という処方はやめていただきたいです．

安部　ただ，在宅をやられている内科の先生方から時々切実な質問を受けることがあるんです．水虫とか，カビを疑った場合に，皮膚科医に診せたくても患者さんがなかなか行けないことがあります．そういったときに，まず抗真菌薬を塗るのか，それともステロイドを塗るのか教えてほしいと聞かれるのです．私は「できるだけ初めは皮膚科医が診たほうがよいのですが，難しいのであればステロイドでしょうね」とお答えしています．

宮地　これは，私がよくやるのですが，たとえば趾間白癬で，どう見ても水虫だけど真菌が見つからないことがあるんです．そういう場合は奥の手でステロイドを出す．そして2週間後に受診すると，真菌が増えていて見つかるんですよね．もし真菌がいなければ，これは水虫ではないと言ってよいと思う．でも，この方法の欠点は，2週間後にその患者が来ないことがあるんです．それで，1か月後に京都府立医大病院へ行ったりする．そして，「なんだ，京大はこんなものを見逃すのか」と言われる(笑)．だから，患者さんには事前に「絶対に来るように！」と念押しをします(笑)．この方法は，とにかく，2週間後に必ず受診させるというのが条件ですね．それが担保されたらステロイドを処方して，悪くなったら「水虫だ」と診断すればいいと思う．逆に抗真菌薬を出して1か月後によくならなかった場合のほうが大変です．

安部　抗真菌薬の場合は，なぜよくならないかの原因がわからないですものね．ステロイドだったら，真菌が増えていきますから．

宮地　ほかに気をつけておいたほうがよいケースはありますか？

安部　接触皮膚炎なのに「手湿疹だよ」といって，延々とステロイド外用薬だけで治療されている方も時にいらっしゃいます．スキンケアとしてハンドクリーム使用の励行を指導することも重要ですし，パッチテストで原因を検索することが治癒に導くためには重要です．また，日光角化症やBowen病でも，延々とステロイド外用薬で治療されているケースをみます．確かに外見は皮膚科医以外には鑑別が困難な場合もあります．ただ，日光角化症はよく聞けばかゆみがないですし，ちょっと診ていただくとわかるんですけどね．

宮地　日光角化症を湿疹だと判断するのは仕方がない面もあると思います．われわれ

だって，Paget病の初診では，まずステロイドを2週間出します。たとえば肛門のまわりであれば，肛囲皮膚炎の可能性もありますからね。そして，治らなかったら生検をします。経過が思わしくないのなら，その段階で皮膚科に紹介してほしいですよね。それをずっと引っ張っちゃうと，湿疹なら慢性化するだけだけど，Paget病だったら転移してしまいますから。1か月ぐらいで思わしくなかったら，皮膚科に紹介するということはぜひ守ってほしいです。

安部 あと，熱傷で，まだ滲出液がある時期に，ゲーベン®クリームが使われていることが結構あります。

宮地 その時期にクリーム基剤を使ったら，患者は痛いでしょう。

安部 そうですね。むしろマクロゴールなどの吸水性の基剤を選択しなければなりません。

宮地 それは創面に適した基剤の選び方の問題ですね。褥瘡でも同じようなことが行われているように思います。私は，以前ユーパスタ®という薬を開発しましたが，この薬は白糖とマクロゴールで水を吸い取るもので，吸湿剤として作ったようなものなのですが，漫然と塗ってしまうと肉芽を痛めたり，乾燥しすぎたり，ポビドンヨードの弊害が出てしまいます。

安部 創面の状態を評価して，薬を使い分けることが求められますね。

宮地 それは一段上のテクニックになりますが，大切なことだと思います。たとえば，主剤については，肉芽形成を促進する作用があるとか，抗菌作用があるといった使い分けがありますが，基剤に関しても，水を吸うかどうかといった使い分けがありますよね。

紹介する際にどのような情報を皮膚科医に伝えればよい？

宮地 皮膚病変は幸い目で見えますから，今の状況はわかりますよね。ただ，初診時の状況も可能な限り把握したいところです。できれば，最初に写真を撮って残しておいてほしいです。安いデジタルカメラやスマートフォンで撮っておくのでもいいですから。

安部 紹介された際に，写真があると大きな情報になりますよね。

宮地 写真を撮っておくのは，自分を守る意味もあるでしょうね。診断が間違っていて訴えられたときに，こういうことだったと言えますから。それから，たとえば爪白癬であれば，経過を撮っておくことによって，患者によくなっていることを見せることもできます。

安部 あと，症状が改善しない患者を紹介していただく場合，もし治療を開始したのであればきちんと伝えていただきたいと思います。時に，治療経過が書かれて

おらず，「なぜ悪化したのか？」と考えていると，患者が「実は前の病院でこの軟膏を貰いました」と教えてくれるケースがあります．まあ，書きたくない気持ちは十分に理解しますが…（笑）．

宮地　この本には，この疾患にはこれが「処方のスタンダード」というものがすべて書かれています．診断がついたとすれば，まずは「第一選択」と「次の一手」を押さえる．それで，思わしくなければ皮膚科に紹介していただければと思います．

安部　それから，診療で使えるOTC薬も取り上げています（→50頁）．内科，総合診療科の先生方には非常に役立つと思いますから，ぜひ参考にしてみてください．

文献

1) 川島眞：血管収縮試験．日独医報 38：13-20，1993
2) 大谷道輝：外用薬の適正使用の問題点—保湿剤を中心として．日本香粧品学会誌 38：96-102，2014
3) 中村光裕，他：保湿剤の至適外用方法の検討．皮膚の科学 5：311-316，2006
4) Zaghloul SS, et al: Objective assessment of compliance with psoriasis treatment. Arch Dermatol 140: 408-414, 2004
5) 中川秀己，他：乾癬における患者満足度調査（第二報）—患者満足度に影響を及ぼす因子の検討．日皮会誌 115：1449-1459，2006

1. 皮膚疾患治療のキホン

外用薬総論

> **エッセンス**
> - 外用薬は，薬剤である主剤(配合剤と呼ぶ)とそれを運ぶ油(基剤と呼ぶ)からなる．
> - 基剤には油脂性基剤の他，水と油を混ぜたクリームがある
> - 軟膏はべたつくが，どのような皮疹にも使用できるため，基本は軟膏を処方する．
> - 外用薬の吸収を阻害する要因として，角層や皮脂膜があるため，入浴後や清拭後の使用を指導する．
> - 外用薬は混合処方が可能であるが，慣れぬうちは単剤を処方するほうが無難である．

外用薬とは

- 厚生労働省の定義によれば，外用薬とは，内服薬および注射薬を除いた，人体へ直接用いるすべての薬剤とされる．
- 日本薬局方により外用療法として用いることができる薬剤のなかには貼付剤やハップ剤，経皮吸収型製剤が含まれる．
- しかし，本項では，一般に医療現場で頻用される軟膏やクリームについて解説する．

外用薬の構造

- 外用薬においてステロイドや抗生物質など薬効を示す物質を配合剤と呼び，それを保持する物質を基剤と呼ぶ(図1)．
- さらに基剤には，いわゆる軟膏とクリームが存在する．一般に使われる化粧品がク

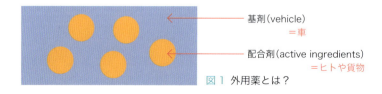

図1 外用薬とは？

リームやローションであるのは，軟膏に比べてべとつかず使用感がよいからである。最近の保湿目的に用いられる外用薬にも各種剤型が存在する。
- しかし，皮膚疾患治療において，クリームは時としてびらん面での刺激の問題や，基剤の違いによる効果減弱の問題から，軟膏を選択するのが無難であり間違いがない。
- 軟膏はワセリンやパラフィンといった油のみでできており，疎水性基剤とか油脂性基剤と呼ばれる。
- 一方，いわゆるクリームは水と油を，界面活性剤により混合したものであり，乳剤性基剤と呼ばれる。
- このうち，水が主成分でその中に油が存在するものを水中油型(oil in water O/W型)と呼び，油が主成分でその中に水が存在するものを油中水型(water in oil W/O型)と呼ぶ。
- この他，マクロゴール軟膏に代表される水溶性基剤があり吸水効果がある。

1. 油脂性基剤（いわゆる軟膏）

- ワセリンや古典的外用薬がこれに属する。とにかくべとつき，塗り心地はイマイチである。
- また洗い落としにくく，処置の際に不満が募る。吸水性がないので，滲出液などの除去には不適。
- しかしながら，安全性は高く，たとえ潰瘍やびらん面であろうがどこでも塗布が可能である。
- また，皮膚の柔軟作用，保護作用があるほか，肉芽形成促進作用も有する。

2. 水中油型：親水クリームなど

- 界面活性剤により，水の中に油が存在するもの。
- 水分が蒸発することで冷却するため，バニッシングクリームとも言われ，かゆみ止めの効果も得られる。
- 非常に伸びがよいクリームであるが，塗布面に水分を与えてしまうため，湿潤性の病変には用いてはならない。

3. 油中水型：吸水クリームなど

- 親水クリームとは逆に，界面活性剤により，油の中に水が存在するものである。
- バニッシングクリームに比較し，油脂性軟膏に近い。塗ったときに冷却感があるため，コールドクリームとも呼ばれ，乾燥性の病変に適している。
- ややべとつくが，軟膏より塗り心地はよい。
- なお，吸水クリームとの名称であるが，水を吸うわけではないことに注意する。

4. 水溶性基剤（マクロゴール軟膏など）

- 吸水作用があるので，滲出が多い病変部などに効果を発揮する。さらに容易に水で

洗い流すことができ，便利である。

5. ローション
- 溶液性と乳液性，ゾルに分けられる。
- 溶液性はアルコール類と水を混合したものが一般的で，塗布した部位が目立たず，冷却感があり塗布感がよい。反面，刺激性があり，さらに流れやすいためついつい使用量が増えてしまう欠点がある。
- 一方乳液性はバニシングクリーム同様，水の中に油が混ざったものである。伸びがよく，水で落としやすい。時に分離してしまうことがあるので注意を要する。
- ゾルはコロイド製剤であり，粘性がある。塗りやすく，必要以上に流れ出ることがない反面，刺激性が強く，塗布面を乾燥させてしまう欠点がある。

6. ゲル（懸濁性基剤）
- 懸濁性基剤は比較的新しい基剤である。コロイド溶液が固まったものであり，ある程度の弾性を有する。

7. スプレー（エアロゾル）
- 水とアルコールなどによる溶解液が基剤であり，噴霧することが可能。

8. テープ
- 後述する密封療法を意図とした剤型である。ポリエチレンフィルムに配合剤が入っており，患部に貼付して使用する。

外用薬の使用方法

1. 外用薬吸収
- 外用薬吸収では，角層および皮脂膜が最大のバリアとなる。この点，入浴後や清拭後に外用薬を塗布するのはリーズナブルである。
- また，ドライスキンなど皮脂が少ない皮膚においては吸収が亢進する。
- 外用薬が表皮から吸収される場合，表皮が薄いほうがより容易に真皮に到達する。皮膚の厚さは1.5〜4.0 mmであるが，部位により異なり，眼瞼や包皮・小陰唇内側が最も薄く，手掌・足底が最も厚い。このため，部位により外用薬の吸収に大きな差が出ることに注意する。

2. 外用薬塗布法
- 外用薬塗布法には塗布と塗擦がある。まず，この違いを確認したい。
- 塗布とは文字どおり皮膚表面に塗る行為であり，愛護的に表面に外用薬を伸ばすイメージである。
- これに対し，塗擦とは皮膚に擦り込む行為であり，筋肉痛，腰痛など皮膚内部に疾患がある場合に適応となる。
- 皮膚科領域の外用薬は"塗布"する場合のほうが多い。

3. 塗布方法の種類
・塗布方法にも種類があり，実際の臨床現場では以下の3方法を知っておくとよい。

1）単純塗布
・文字どおり外用薬を，ただ塗るだけ。

2）重層療法
・軟膏を塗った上に，別の種類の軟膏を塗りガーゼで覆う方法。

3）密封療法
・軟膏を塗った上からポリエチレン薄膜で密封する方法である。ステロイド外用薬の吸収率が向上し，効果が期待できる。

外用薬の混合処方

・皮膚科医の処方で特徴的なものに，異なる外用薬の混合処方がある。混合処方のメリットは以下の点である。
①目的の異なる外用薬を混合することで，1剤で複数の目的が達成される。
②基剤と混合することで処方量の増加を図ることができる。

・混合処方には"混合する外用薬は，基剤を一致させなければならない"という大原則があり，ぜひ記憶しておきたい。しかし，薬剤名は基剤を正確に反映しているとは限らない。つまり，混合処方は行わないほうが無難である。

文献

1) 安部正敏：たった20項目で学べるスキンケア．学研メディカル秀潤社，2016
2) 安部正敏：皮膚の症状をふまえたスキンケア．内藤亜由美，他（編）：病態・処置別　スキントラブルケアガイド．学習研究社，2008

（安部正敏）

外用薬各論
ステロイド外用薬

> **エッセンス**
> - 皮膚科医が最も功罪を熟知している抗炎症薬。強度・部位・総量に留意すれば副作用は杞憂。
> - 薬効強度分類を念頭に選択するが，一般に顔面頸部は medium 以下を処方する。
> - 副作用軽減のために，非ハロゲン，アンテドラッグなどを考慮する。
> - 多少べとついても，基剤としては軟膏基剤を選択する(有機溶剤配合はドライスキンを助長)。
> - 配合抗生物質は意味がなく,むしろアレルギー感作を助長するので処方しない。
> - ジェネリック外用薬は製剤学的特性に大きな差があるので切り替えは慎重に。

ステロイドバッシングとその総括[1,2]

- ステロイド外用薬は，外用薬のなかでは最も使用経験が多く，その功罪が熟知されている抗炎症外用薬である。いくつかの留意点を遵守すれば副作用は杞憂となる。
- アトピービジネスの影響を受けて，患者はステロイド吸入薬や内服薬よりも，むしろ外用薬に過敏に反応することが多い。その背景にはステロイド外用薬の皮膚副作用が目に見えることがあるかもしれない。したがってステロイド外用薬の功罪に十分留意したうえで患者への説明が必須である。
- ステロイド外用薬をアレルギー性皮膚疾患に使用する理由は，アレルギー性鼻炎の鼻閉や喘息の気道過敏性に対して局所投与というドラッグデリバリーで消炎を図るのと全く同様である(図1)。
- アトピー性皮膚炎の場合には，かゆみに対する抗ヒスタミン薬やドライスキンに対するスキンケアを併用することで，ステロイド外用薬一辺倒になることは回避すべきである(ただし，軟膏基剤であればドライスキンケアも兼ねることになる)。
- ステロイドは多彩で強力な主作用を有する。そのなかで皮膚科治療において求められる作用は抗炎症作用・抗アレルギー作用であるため，そのほかの主作用は副作用となり得る点を理解すべきである(図2)。
- その両者の狭い安全域のなかで使用するためにはトレーニングが必要である。
- ステロイドの局所副作用でしばしばみられる皮膚感染症の誘発(免疫抑制作用)，多

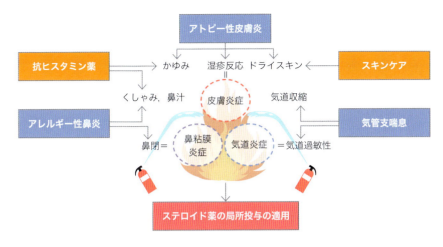

図1 アレルギー炎症性疾患に対するステロイド局所投与

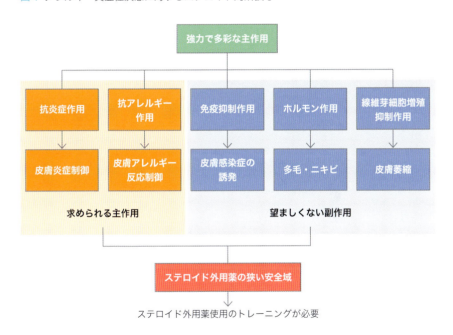

図2 ステロイド外用薬の功罪

毛やニキビ（ホルモン作用），皮膚萎縮（線維芽細胞増殖抑制作用）などは，いずれも皮膚科的には望ましくないステロイドの主作用に他ならない．

外用薬各論　ステロイド外用薬 | 15

副作用に配慮したステロイド外用薬の選択基準

- 目の前の発疹の状態に応じて必要な薬効強度を選択するスキルを涵養する必要がある（表 1）。
- 副作用を恐れるあまり，弱いステロイド外用薬ばかり処方するのは病変を慢性化させるだけでかえって副作用を招来する。
- 顔面頸部は皮膚が薄く毛包が多いため吸収がよく，副作用が起こりやすい。したがって顔面頸部に関しては，皮膚科非専門医は medium 以下を処方し，必ず当初は 1〜2 週間以内に再診させて，副作用や外用方法のチェックをすべきである。その意味で，顔面頸部に対しては毎回 5 g しか処方しないのが無難であろう。
- 一般的に，ハロゲン化されたステロイドは薬効が強いので，顔面頸部には処方しない。
- また，全身に大量に外用する場合，strongest クラスのステロイド外用薬を連日 10 g 外用するとプレドニン®5 mg 内服にほぼ匹敵する全身的な効果と副作用が生

表 1 ステロイド外用薬のランク

```
strongest
    0.05%   クロベタゾールプロピオン酸エステル(デルモベート®)
    0.05%   ジフロラゾン酢酸エステル(ジフラール®，ダイアコート®)
very strong
    0.1%    モメタゾンフランカルボン酸エステル(フルメタ®)
    0.05%   ベタメタゾン酪酸エステルプロピオン酸エステル(アンテベート® 図3)
    0.05%   フルオシノニド(トプシム® 図4)
    0.064%  ベタメタゾンジプロピオン酸エステル(リンデロン DP®)
    0.05%   ジフルプレドナート(マイザー® 図5)
    0.1%    アムシノニド(ビスダーム®)
    0.1%    ジフルコルトロン吉草酸エステル(テクスメテン® 図6，ネリゾナ®)
    0.1%    酪酸プロピオン酸ヒドロコルチゾン(パンデル®)
strong
    0.3%    デプロドンプロピオン酸エステル(エクラー®)
    0.1%    デキサメタゾンプロピオン酸エステル(メサデルム®)
    0.12%   デキサメタゾン吉草酸エステル(ボアラ® 図7，ザルックス®)
    0.1%    ハルシノニド(アドコルチン®)
    0.12%   ベタメタゾン吉草酸エステル(ベトネベート®，リンデロン V®)
    0.025%  フルオシノロンアセトニド(フルコート® 図8)
medium
    0.3%    プレドニゾロン吉草酸エステル酢酸エステル(リドメックス®)
    0.1%    トリアムシノロンアセトニド(レダコート®)
    0.1%    アルクロメタゾンプロピオン酸エステル(アルメタ®)
    0.05%   クロベタゾン酪酸エステル(キンダベート®)
    0.1%    ヒドロコルチゾン酪酸エステル(ロコイド® 図9)
    0.1%    デキサメタゾン(グリメサゾン®，オイラゾン®)
weak
    0.5%    プレドニゾロン(プレドニゾロン®)
```

〔加藤則人，他：アトピー性皮膚炎診療ガイドライン 2018 年版．日皮会誌 128：2455，2018 より改変〕

じるとされるので総量規制を考慮する。
・吸収されるとエステル結合が外れて，吸収時には弱いステロイドに代謝される"アンテドラッグ"という構造を有する外用薬(商品名ではマイザー®，アンテベート®，リドメックス®など)を処方するのも副作用回避の一法であろう。

どんな皮膚病変にも軟膏基剤が無難

・外用薬成分のほとんどは基剤であるので基剤選択も重要である。誤解を恐れずに結論だけ言えば，多少べとついたとしても**軟膏基剤はあらゆる病変に禁忌がなく，安全**である。またドライスキンケアの効果もあるので，アトピー性皮膚炎などでは重宝する。

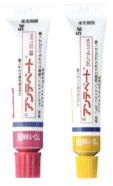

図3 アンテベート®
写真提供：鳥居薬品株式会社

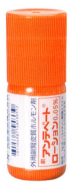

図4 トプシム®
写真提供：
田辺三菱製薬株式会社

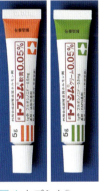

図5 マイザー®
写真提供：
田辺三菱製薬株式会社

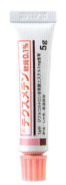

図6 テクスメテン®
写真提供：佐藤製薬

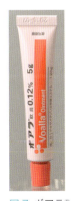

図7 ボアラ®
写真提供：
マルホ株式会社

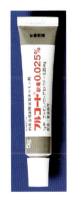

図8 フルコート®
写真提供：
田辺三菱製薬株式会社

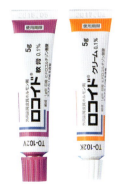

図9 ロコイド®
写真提供：鳥居薬品株式会社

製剤写真は，提供いただいたメーカーのもののみ掲載しました。写真の掲載がある製剤の使用を推奨するものではございません。

- べとついてコンプライアンスが悪い場合や患者が忌避する際は，見た目はクリームでも実際は油が主成分でその中に水が存在する油中水型(water in oil W/O 型)であれば軟膏基剤に近く，患者の使用感もよいので勧められる．ネリゾナ®ユニバーサルクリームやメサデルム®クリームなどが該当する．
- しばしば保湿薬などと混合処方する場合もある．しかし，配合変化が起きる場合もあり，基剤の検証を経ていない混合は推奨できない．
- ワセリンなどで希釈することも効果・副作用とも不変なので無意味である．ステロイドはほとんど基剤に溶けていないので，希釈しても薬剤濃度は不変なためで，アンテベート®のデータでは 16 倍まで希釈しても血管収縮能に変化がなかったという報告がある．

配合抗菌薬は意味がない

- 皮膚科非専門医によって抗菌薬配合ステロイド外用薬が頻用されることがあるが，配合がステロイド単剤と比較して有用であるというエビデンスがなく，むしろアレルギー感作を助長するので処方は勧められない．
- これは点眼薬も同様で，わが国ではゲンタマイシンに対するアレルギーが，米国ではフラジオマイシンに対するアレルギーがみられるのはこの外用感作によるものと想定される．
- 市販の痔疾外用薬や止痒外用薬にしばしばキシロカイン®などの局所麻酔薬が配合されているが，これもアナフィラキシーショックを起こす場合があるので注意が必要．

ジェネリック外用薬への切り替えは慎重に

- 医療経済の観点からジェネリック薬を否定するものではないが，とりわけ外用薬においては，生物学的同等性は担保されているものの，臨床試験は行われていないことが多い．
- 基剤中主剤濃度および非不透過性にばらつきがあることが報告されており，ステロイド外用薬では先発医薬品と後発医薬品の間に製剤学的特性に大きな差が認められることから先発医薬品から後発医薬品への切り替えには患者の経過観察が不可欠であることが示唆されている[3]．

文献

1) 宮地良樹：皮膚外用剤の使い方．川合眞一(編)：研修医のためのステロイドの使い方のコツ．pp40-44，文光堂，2009
2) 田中廣壽，他(編)：一冊できわめるステロイド診療ガイド．文光堂，2015
3) 大谷道輝，他：基剤中に溶解している主薬濃度および皮膚透過性を指標としたステロイド外用薬の先発および後発医薬品の同等性評価．日皮会誌 121：2257-2264，2011

(宮地良樹)

外用薬各論
保湿薬

> **エッセンス**
> - ドライスキンケアの理論と功罪を理解する。
> - ヒルドイド®ソフトの場合"ティッシューペーパーが付着する程度"に塗布するのが適量。
> - 入浴後皮膚に湿り気があるうちに，適量と思う量よりやや多めに塗布するのがコツ。
> - コンプライアンスを考慮して，少なくとも1か月に1回は受診させて外用指導をする必要がある。

ドライスキンケアとは

- ドライスキンは皮膚最外層である角層の水分が減少した状態で，加齢や生活住環境の影響などによって，発汗や大気中の湿気により付与された水分を角層に維持(保湿)できない状態である。
- 保湿能は主に皮脂腺から分泌され，角層外層に皮脂膜を形成する皮脂，セラミドなどの表皮細胞間脂質，表皮顆粒細胞から遊離されたフィラグリンの分解産物である天然保湿因子(natural moisturizing factor；NMF)と呼ばれるアミノ酸によって担われている。
- ドライスキンは見栄え上のかさつきのみでなく，皮膚バリア障害を介して経皮アレルギー感作，皮膚感染症などを誘発する。最近アトピー性皮膚炎などでその病態的意義が強調されているのは周知のとおりである(図1)。

ドライスキンケアの意義

- 保湿外用薬塗布というドラッグデリバリーにより，ドライスキンを是正しようというのがドライスキンケアである(図2)。
- 保湿成分としては，皮脂膜の代用品としてワセリンなどのように皮膜を形成して水分の蒸散を防ぐエモリエント製品と，セラミドやヒアルロン酸，尿素などのように，自らが水分と結合して角層水分量を増やすモイスチャーラザー製品とがある。
- 処方可能な薬剤としてはワセリン(皮膚科医は不純物の少ないプロペト®を好んで処方する)，ヒルドイド®(ヘパリン類似物質)(図3)，パスタロン®(図4)，ケラチ

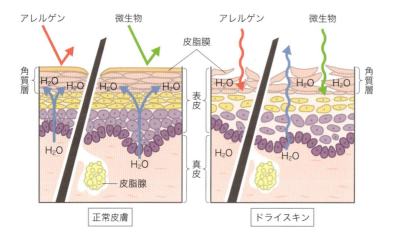

図1 ドライスキンによる経皮感作，皮膚感染症誘発

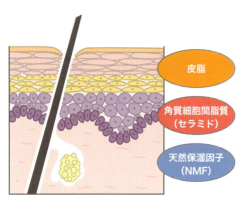

図2 皮膚の保湿メカニズム

ナミン®（尿素製剤）などがある。そのほか，市販製品としての保湿薬はセラミドを含有するキュレルをはじめ山ほどある。

・いずれも十分な保湿効果があり，外用2時間後の角層水分量には差異はないが，ワセリンはべとつくため，ヒルドイド®ソフトのようなクリーム剤が好んで用いられている。

・尿素製剤も安価で，魚鱗癬などにはしばしば処方されるが，滲透圧が高いため，掻破痕などがあるとぴりぴりとした刺激があるのが難点である。スキンケアについての教書を参考文献に示したので参考にされたい[1,2]。

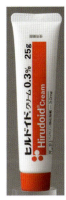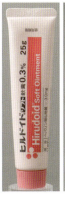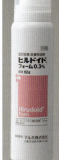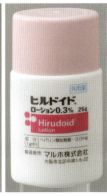

図3 ヒルドイド®
写真提供：マルホ株式会社

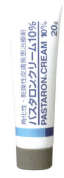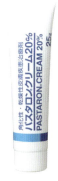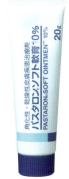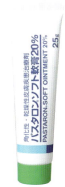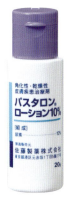

図4 パスタロン®
写真提供：佐藤製薬株式会社

ドライスキンケアのコンプライアンス

- 最近外用塗布量の目安としてFTU（finger tip unit*）という指標が用いられるが，もしこの計算どおりで全身に外用すると1回あたりの塗布量は約30gとなる．
- 医師もこれほど大量に処方していないし，患者もこれほどまで塗布することを想定していない．
- ヒルドイド®ソフトを例にとると，人々が適量と考える塗布量は1.7 mg/cm^{2}であり，これはティッシューペーパーがかろうじて皮膚に付着する量に相当する（図5）[3]．

---

*口径5 mmのチューブで示指のDIP関節から指尖まで押し出すと約0.5gとなり，この量で手のひら2枚分外用するのに適切とされる

製剤写真は，提供いただいたメーカーのもののみ掲載しました．写真の掲載がある製剤の使用を推奨するものではございません．

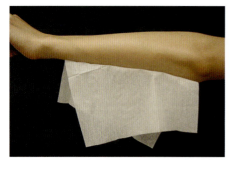

図5 ヒルドイド®ソフトの場合
かろうじてティッシューが付着する程度に外用するのが適量

- 実験的にはこれよりも多めに外用することで角層水分量はさらに増加するので，もし外用していてもドライスキンが改善しないという愁訴に遭遇した場合は，"適量"と思われるよりも多めに外用することを指導するのがよい。
- 入浴後で皮膚に湿り気が十分あるときに脱衣場で着衣前に塗布するのが合理的であろう。
- 一般に外用量が多いとコンプライアンスは低下するとされており，1日5g以上の外用ではコンプライアンスは約50％に低下するとされている[4]。
- また外用薬のアドヒアランスは1か月経過すると約50％に低下する。1回にあまり大量に処方せず，少なくとも1か月に1回は再診させて皮膚症状を観察し，乾燥の強い部位には多めに塗布するなどの指導をこまめにすることがアドヒアランスを向上させるコツかと思われる。

文献

1) 宮地良樹：知的なスキンケアQ＆A―皮膚の常識・非常識(改訂版)．ミネルヴァ書房，1999
2) 宮地良樹(編)：スキンケア最前線．メディカルレビュー社，2008
3) 中村光裕，他：保湿剤の至適外用方法の検討．皮膚の科学 5：311-316，2006
4) Zaghloul SS, et al：Objective assessment of compliance with psoriasis treatment. Arch Dermatol 140：408-414, 2004
5) Carroll CL, et al：Adherence to topical therapy decreases during the course of an 8-week psoriasis clinical trial：commonly used methods of measuring adherence to topical therapy overestimate actual use. J Am Acad Dermatol 51：212-216, 2004

(宮地良樹)

COLUMN

保湿用入浴剤

天野博雄

　通常，乾皮症あるいは皮脂欠乏症（いわゆる乾燥肌）に対しては，保湿薬（尿素軟膏，ヘパリン類似物質含有軟膏，ワセリン）の外用を行う．しかしながら，毎日全身にくまなく保湿薬を外用することは大変な労力を必要とする．皮疹部に外用薬を塗布することは皮膚疾患治療の基本ではあるが，一方で外用に費やす時間・労力を減らしたいというのも患者の本音（希望）と思われる．そこで，全身性の乾燥性皮膚症状に対しては，手軽に効果の期待できる入浴剤を併用するのも1つの手である．

　保湿を目的とした場合，入浴剤が皮膚に合うようであれば，風呂につかるだけで体全体に容易に保湿成分が行きわたる．つまり，簡便に保湿薬を全身に外用できたことになり，労力，時間の削減に極めて有用である．入浴剤には，①色，香りなどを楽しむリラックス効果，②保温，血流促進効果，③保湿効果，④皮膚清浄効果がある[1]．上記のどの効果を目的とするかで，入浴剤を上手く選択することが重要である．たとえば，保温効果を狙い，保湿効果は少ないものもある．また，イオウ成分の入浴剤は，角質軟化作用とともに皮膚を乾燥させる作用がある．

　このように入浴剤には乾皮症患者に不適当な種類もあるため，選択には注意が必要である．また，様々な入浴剤エキスのなかには，接触皮膚炎ないし刺激性の皮膚炎を惹起することがしばしば経験される．入浴剤に含有されている種々の成分のため，あるいは前述したように皮膚が膨潤し浸透しやすい状態になっているため，皮膚を刺激し，かえってかゆみを引き起こすことも稀ではない．

　以上のことに留意して，まず入浴剤を数回使用してみて，かゆみ・皮膚炎が生じないか確認したうえで取り入れるよう指導したほうがよいであろう．

文献
1) 宮地良樹：入浴剤のいい点，悪い点．知的なスキンケアQ&A，pp34-35，ミネルヴァ書房，1994.
2) 天野博雄，他：お風呂で手軽に保湿ケア．Visual Dermatology 8：846-847，2009

COLUMN

保湿薬入り洗浄剤
原田　晋

　石鹸や洗浄剤の全身への使用には，汚れや垢などを洗い落とすというメリットがある反面，皮脂・角質間脂質・天然保湿因子などの皮膚の保湿機能を減弱するというデメリットも存在する。しっかり洗浄することと保湿機能を保つこととは相反する作用であり，これまでは両者の両立は困難であろうと考えられてきた。そのため，特に乾燥肌傾向を有した高齢者やアトピー性皮膚炎患者に対して，石鹸や洗浄剤を用いて必要以上に洗うことは，バリア機能の破壊や水分喪失を誘導するとの考え方に基づき，われわれは過度の洗浄は避けるようにとの患者指導を行ってきた。しかし，近年，保湿効果を有した洗浄剤が開発され，保湿効果を高めながら洗浄することが可能となりつつある。

　堤らは，新規低刺激性高保湿全身洗浄剤と従来の自社製品とで二重盲検試験を行った結果，経表皮水分蒸散量では有意差は認めなかったものの，角層水分量は新規高保湿洗浄剤で有意差をもって改善したことを報告している[1]。さらに，彼らは洗浄時にキムタオルを配布し，タオルを使用して洗浄した群と使用せずに手掌で洗った群との比較検討も行っている。その結果タオル使用群でより改善が認められたことから，洗浄剤のみならず洗浄方法も角層機能に影響を及ぼしていると論じている[1]。

　ただし，たとえ保湿薬入り洗浄剤であっても，洗浄剤による保湿効果には限界があると言わざるをえない。したがって，乾燥肌を有する患者では，特に入浴後には外用保湿薬を全身に丹念に塗布することが必要不可欠なことは言うまでもない。

文献
1)堤　敦子，他：全身洗浄料の皮膚乾燥に与える影響：新規低刺激洗浄料と従来品との使用試験による検討．皮膚の科学 15：486-492，2016

外用薬各論
抗真菌薬

> **エッセンス**
> - 各菌種に効果の高い外用抗真菌薬を選択する。
> - 外用抗真菌薬は刺激性があることを認識し，病変の状態を評価し，適切な剤形の抗真菌薬を用いる。
> - 剤形選択ではアドヒアランスにも配慮する。
> - 患者へ外用範囲，外用薬の使用量，外用期間を具体的に指導する。

・本項の内容は拙著総説[1, 4)]で詳しく解説しているので必要により参照いただきたい。

外用抗真菌薬はどれでもよいわけではない

1．添付文書に記載されている効能効果にだまされない

・白癬やカンジダ症，マラセチア感染症など皮膚の真菌症は表在性であるため，多くの場合局所治療薬，すなわち外用抗真菌薬が使用される。

・外用抗真菌薬は添付文書に記載の効能・効果は，必ずしも実際の効果と一致しない。効力の判断の指標としてよく用いられるものが最小発育阻止濃度(minimum inhibitory concentration；MIC)や最小殺真菌濃度(minimum cidal concentration；MCC)である。これらの観点からみた各菌種に効果の高い薬剤を表1に示す。

・イミダゾール系では，ルリコナゾールとラノコナゾールは3菌種すべてに強力に効果を発揮する。ケトコナゾールはカンジダやマラセチアに効果が高いが，白癬菌に対する効果は低い。ネチコナゾール塩酸塩はカンジダには効果が高いものの，白癬菌とマラセチアには効果は低い。ビホナゾールは頻用されているが，すべての菌に対して効果が高いとは言えない。

・非アゾール系はカンジダ症やマラセチア感染症の適応を持つものもあるが，より白癬菌に効果が高い。例外はアモロルフィン塩酸塩で白癬，カンジダ，マラセチアに効果がある。テルビナフィン塩酸塩は有名でよく用いられているが，白癬菌には効果が高いものの，カンジダやマラセチアについては効果が低い。リラナフタートとブテナフィン塩酸塩はカンジダ症に対して適応がない。リラナフタートはマラセチア感染症に対して適応がない。ブテナフィン塩酸塩はマラセチア感染症に対して適応があるものの，効果は低い。

表1 外用抗真菌薬の一般名と商品名，剤形，添付文書の効能効果

系統	一般名	先発品の商品名 剤型	白癬	カンジダ症	マラセチア症
イミダゾール系	ルリコナゾール	ルリコン(図1) クリーム，軟膏，液	◎	○	○
	ラノコナゾール	アスタット(図2) クリーム，軟膏，液	◎	○	○
	ケトコナゾール	ニゾラール クリーム，ローション	○	○	○
	ネチコナゾール	アトラント クリーム，軟膏，液	○	○	○
	ビホナゾール	マイコスポール クリーム，液	○	○	○
モルホリン系	アモロルフィン	ペキロンクリーム クリーム	○	○	○
チオカルバミン酸系	リラナフタート	ゼフナート(図3) クリーム，液	◎	×	×
アリルアミン系	テルビナフィン	ラミシール クリーム，液	◎	○	○
ベンジルアミン系	ブテナフィン	メンタックス ボレー クリーム，液	◎	×	○

×は適応なし．○は添付文書上の効果，その中で実際に効果が高いものを◎で示す．

2. かぶれる可能性を忘れない

- 外用抗真菌薬には刺激性があり，刺激性皮膚炎を起こすことがある．病変の状態をよく観察し，刺激性皮膚炎に注意する．
- 足白癬やカンジダ症ではびらんや亀裂，強い浸軟，湿疹などの合併症を伴うことがあるが，こうした病変に外用抗真菌薬を塗布すると刺激性皮膚炎を起こしやすい．
- 合併症のある場合，ステロイド軟膏や亜鉛華軟膏などを用いて合併症を先に治療する．
- 浸軟しやすい部位など，刺激性皮膚炎を起こす可能性のある病変では軟膏基剤の抗真菌薬を用いる．刺激性は軟膏＜クリーム＜液の順に大きくなる．軟膏はべたつくが，最も刺激の少ない剤形である．
- 趾間や腋窩，鼠径部などの間擦部で湿潤，浸軟，びらんが起こりやすい場合には，ガーゼを挟む，5本趾靴下を使用するなどする．単に外用薬の塗布だけして，皮膚と皮膚が密着していると，浸軟してしまいかえって悪化する．
- 外用中に病変に紅斑や瘙痒などが生じた際には，使用を中止する．またそのことを

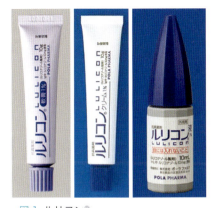

図1 ルリコン®
写真提供：株式会社ポーラファルマ

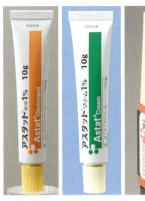

図2 アスタット®
写真提供：マルホ株式会社

患者に十分説明しておくことが大切である。患者が真菌症が悪化したと勘違いしてさらに外用抗真菌薬を使用して悪化させてしまうことがある。
- 刺激性皮膚炎を生じた際には，いったんステロイド軟膏を外用して，刺激性皮膚炎が改善してから外用抗真菌薬を再開する。多くの場合，刺激性皮膚炎であるので，同じ外用抗真菌薬の使用が可能である。ただし，一部にはアレルギー性接触皮膚炎もあり得るため，実際的には他の系統の外用抗真菌薬に変更したほうがよい。
- 頭部白癬に外用抗真菌薬を使用すると刺激性皮膚炎で悪化することが多いため，外用抗真菌薬は使用せず，経口抗真菌薬を使用する。

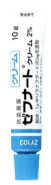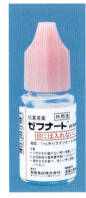

図3 ゼフナート®
写真提供：鳥居薬品株式会社

3．各剤形を活用する

- 外用抗真菌薬には軟膏，クリーム，液といった剤形があるので，これをうまく活用すると治療効果が高まる。
- 合併症のない足白癬では，患者の好みに応じて選択するとよい。べたつきを嫌う患者の場合，クリームや液を使用する。液は爪に塗るものと勘違いされていることが多いが，そもそもルリコナゾール爪外用液とエフィナコナゾール爪外用液を除き外用抗真菌薬に爪白癬の適応はない。
- 足底が乾燥傾向の場合，液と比較してクリームや軟膏には基剤による保湿効果が期

製剤写真は，提供いただいたメーカーのもののみ掲載しました。写真の掲載がある製剤の使用を推奨するものではございません。

- 待できるため，亀裂の予防にもなる。
- カンジダ症は間擦部に生じることが多く，湿度が高く，浸軟しやすい部位が多い。このような部位では軟膏基剤の外用抗真菌薬が適する。
- 体部白癬ではクリームか軟膏を使用する。
- マラセチア感染症は脂漏部位の胸部や背部に，夏場を中心に好発する。よって，外用薬は広範囲にのばせてべたつかないクリームやローションが用いやすい。

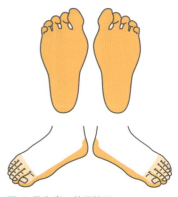

図4 足白癬の外用範囲
両足の趾間，趾背，足底，足縁，土踏まず，アキレス腱周囲まで症状のないところも含め，全体に外用する。

外用薬は塗らなければ効かない

- 当然であるが外用薬は塗布していないところには効果を発揮できない。そのため具体的な患者指導が必要である。塗り薬は患者がきちんと適切なタイミングと回数で必要な範囲に必要な量を十分な期間塗布してくれないと効果が発揮できない。「しっかりと塗ってくださいね」だけでは，これらの重要な点が伝わらない。

1. 外用回数とタイミング

- 現在の外用抗真菌薬は1日1回でよいので，毎日入浴後に外用する。入浴後は，前日の外用薬や汚れが除去されているうえに，角層の水分量が多く，皮膚温も高いため，薬剤の浸透性もよいからである。入浴後は衣服を着ていないのですぐに塗布でき，また脱衣所に外用薬を置いておけば忘れにくい。

2. 外用範囲

- 病変部周囲の正常に見えるところまで菌がいることを患者に説明し，広めの外用を指示する。足白癬では，両足の趾間，趾背，足底，足縁，土踏まず，アキレス腱周囲まで症状のないところも含め，広く全体に外用する(図4)。

3. 十分な外用量

- 多くの患者は，塗布量が少なくなりがちであり，不十分な治療となる。「しっかりと塗ってくださいね」や「薬がなくなったら再診してください」という指示は不適切であり，具体的な塗布量がよく伝わらない。
- 具体的な外用量の説明にはFTUの考え方が便利である(→21，90頁)。アトピー性皮膚炎や乾癬の外用指導ではよく用いられているので有名であるが，真菌症にも当てはめると理解しやすい。
- 足白癬を例にとると足底，趾間，足縁など足白癬の治療で外用するべき範囲は片足でおよそ1FTUの面積である。よって，示指の末節分だけチューブから外用薬を

表2 爪白癬外用抗真菌薬

一般名	商品名
ルリコナゾール	ルコナック(図5)
エフィナコナゾール	クレナフィン(図6)

押し出し，これを両足の趾間，趾背，足底，足縁，土踏まず，アキレス腱周囲に塗布する．もう一度同量を押し出して，反対の足にも塗布する．この塗り方がわかりやすい．両足で2FTUなので1日量は1gに相当し，1か月では30g使用することになる．1か月後の再診を設定した場合，30g処方して次回までにそれを使い切るように指導するのが適切である．

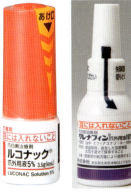

（左）図5 ルコナック®
　　　写真提供：佐藤製薬株式会社
（右）図6 クレナフィン®
　　　写真提供：科研製薬株式会社

4. 外用期間
・症状が少し改善したり，かゆみがおさまったりすると外用を止めてしまう患者が多いので注意する．症状消失後も外用を継続する必要性を説明する．体部白癬などでは2週間くらい，足白癬なら最低1か月は症状消失後も外用を継続したほうがよい．症状がなくても菌は残存しているので，症状消失後すぐに外用を中止すると再発することを説明する．

爪白癬外用抗真菌薬は適応を吟味する

・爪白癬治療用の外用抗真菌薬として，高濃度のルリコナゾールおよびエフィナコナゾールの外用液がある(表2)．
・軽症〜中等症の症例が対象となり，重症では難治である．経口抗真菌薬と比較して治療期間も1年以上と長く，治癒率も低い．
・軽症〜中等症の症例と経口抗真菌薬が使用できない患者に使用する．

文献
1) 常深祐一郎：水虫(足白癬)．医学と薬学 74：663-667, 2017
2) 常深祐一郎：爪白癬治療は病型と重症度を考える時代に〜外用薬と経口薬との使い分け〜．新薬と臨床 66：946-952, 2017
3) 常深祐一郎：皮膚真菌感染症．整形・災害外科 58：1593-1602, 2015
4) 常深祐一郎：皮膚真菌症．日本医師会雑誌 143：S209-S211, 2014

（常深祐一郎）

外用薬各論
抗ヘルペスウイルス薬

> **エッセンス**
> - 抗ヘルペスウイルス外用薬の作用機序はウイルスDNAの合成阻害であり，発症早期からの使用で効果を発揮する。
> - 性器ヘルペス，帯状疱疹では抗ヘルペスウイルス外用薬は補助的存在。
> - 再発性口唇ヘルペスでは1日数回の外用を行う。
> - 医師の診断がついた再発性口唇ヘルペスでは，薬局でのスイッチOTC薬の購入が可能。

抗ヘルペスウイルス薬の作用機序

- 現在使用できる抗ヘルペスウイルス外用薬(表1)は，核酸アナログ製剤のアシクロビルとビダラビン(図1)がある。
- 基剤としては軟膏，クリームがあり，また眼軟膏も存在する。
- アシクロビルは感染細胞においてウイルス由来のチミジンキナーゼにより一リン酸化され，さらに細胞内のキナーゼによって三リン酸化体に変更される。
- アシクロビル三リン酸化体はウイルスDNAポリメラーゼの基質の1つであるデオキシグアノシン三リン酸化(dGTP)と競合的拮抗することによりウイルスDNAポリメラーゼ阻害作用を示すとともに，ウイルスDNA鎖伸長阻害をすることで抗ウイルス作用を発揮する。
- ビダラビンは，核酸塩基アデニンのアナログであり，アシクロビルと同様ウイルス感染細胞内で三リン酸化された後DNA鎖内に取り込まれ，DNAポリメラーゼを阻害することで抗ウイルス作用を発揮する。
- 前述のように，抗ヘルペスウイルス薬はウイルスDNA合成阻害がその作用機序であり，発症早期からの使用開始で効果が出る。

抗ヘルペスウイルス外用薬の役割

- アシクロビルは，単純ヘルペス，ビダラビンはそれに加え帯状疱疹にも適応がある。
- 単純ヘルペス初感染，帯状疱疹では抗ヘルペスウイルス薬は全身投与(内服および点滴)が基本である。

表1 抗ヘルペスウイルス外用薬一覧

外用薬：皮膚塗布剤	ゾビラックス®クリーム5%（GSK，先発品）
	ゾビラックス®軟膏5%（GSK，先発品）
	アラセナ-Aクリーム3%（持田製薬，先発品）（図1a）
	アラセナ-A軟膏3%（持田製薬，先発品）（図1b）
	エアーナース®クリーム5%（東光製薬，後発品）
	エアーナース®軟膏5%（東光製薬，後発品）
	アシクロビル軟膏5%「テバ」（武田テバファーマ，後発品）
	アシクロビル軟膏5%「トーワ」（東和薬品，後発品）
	カサール®クリーム3%（マルホ，後発品）
	ビダラビン軟膏3%「F」（富士薬品，後発品）
	ビダラビン軟膏3%「JG」（シオノケミカル，後発品）
	ビダラビン軟膏3%「MEEK」（小林化工，後発品）
	ビダラビン軟膏3%「SW」（沢井製薬，後発品）
	ビダラビン軟膏3%「イワキ」（岩城製薬，後発品）
	ビダラビン軟膏3%「タイヨー」（武田テバファーマ，後発品）
	ビダラビン軟膏3%「トーワ」（東和薬品，後発品）
外用薬：目・耳鼻用剤	アシクロビル眼軟膏3%「ニットー」（東和薬品）
	ビルレクス®眼軟膏3%（日本点眼薬研究所）
	ゾビラックス®眼軟膏3%（日東メディック）

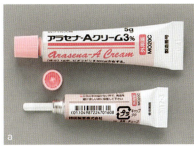
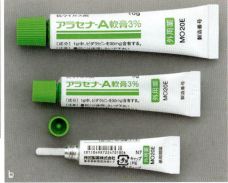

図1 アラセナ-A
a：クリーム，b：軟膏
写真提供：持田製薬株式会社

- 帯状疱疹では，抗ヘルペスウイルス薬の全身投与をしていれば，抗ヘルペスウイルス外用薬の上乗せ効果はない[1]。
- 性器ヘルペスでも，特に女性では外陰部のみならず腟内にもウイルス排出がみられ

製剤写真は，提供いただいたメーカーのもののみ掲載しました。写真の掲載がある製剤の使用を推奨するものではございません。

るため，外用薬だけの治療は推奨されない．
- 角膜ヘルペスでは，血流がないため眼軟膏の使用が主たる治療法となる．

抗ヘルペスウイルス薬の使用の実際
- 病変部位に1日数回の外用を行う．
- びらん面では刺激の少ない軟膏基剤を用いる．
- 外用でかゆみ，刺激感，接触皮膚炎などがみられた場合は使用を中止する．
- 医師により既に診断がついている口唇ヘルペスに関しては，薬局でスイッチOTC薬(アクチビア®軟膏，ヘルペシアクリーム，アラセナS)が購入，使用可能である．

文献
1) Satyaprakash AK, et al : Viremia in acute herpes zoster. J Infect Dis 200 : 26-32, 2009

(渡辺大輔)

外用薬各論
抗菌薬

> **エッセンス**
> - 抗菌作用を有する薬剤と抗生物質含有外用薬を混同して使用してはならない。
> - 現在頻用されている抗生物質含有外用薬には，耐性菌が多い。
> - 二次感染防止目的として，皮膚症状のアセスメントも不十分なまま，不用意に抗生物質含有外用薬を多用すると，耐性菌を生み出すこととなり厳に慎むべきである。
> - 皮膚科領域で抗生物質含有外用薬を積極的に用いる疾患は，痤瘡や伝染性膿痂疹などの表在性細菌感染症である。
> - 褥瘡などの慢性創傷に対して抗菌効果を期待する場合には，抗生物質含有軟膏ではなくヨード製剤などの抗菌作用を有する薬剤を選択することが重要。

抗菌薬とは

- 皮膚疾患治療において，抗菌薬と抗生剤を混同してはならない。
- 抗菌薬とは細菌などの病原体に対し，殺菌的もしくは静菌的に働く薬剤のことである。
- これに対し，いわゆる抗生剤は，抗生物質のことであり，主に微生物から産生されて，微量で他の細胞の発育を阻止する化学物質である。
- 抗生物質の代表であるペニシリンは，1929 年にアレクサンダー・フレミングによりアオカビから発見された。現在では，バイオテクノロジーの発達により，人工的に合成されるが，本来，抗生物質は微生物由来で細菌のみに選択的に毒性を示す物質である。このため，人工的に合成されるサルファ剤などは，厳密には抗生物質ではない。
- 抗生物質の問題点は，多用により，薬剤耐性菌が出現することである。特に皮膚においては，抗生物質を皮面に外用した場合，比較的容易に耐性菌が誘導されることが明らかとなっており[1]，治療が長期間にわたる創傷部の治療においては，原則として外用抗生剤を使用してはならない。
- これに対し，ポビドンヨードなどの化学的機序で細菌を死滅させる消毒薬は抗菌薬に包括される。使用による耐性菌出現のリスクが少ないので，創傷管理などでの使用に適している。

表1 抗生物質含有外用薬

商品名	一般名	剤形
アクアチム	ナジフロキサシン	軟膏：1%，クリーム：1%，ローション：1%
ダラシンT	クリンダマイシンリン酸エステル	ゲル：1%
ゲンタシン	ゲンタマイシン硫酸塩	軟膏：0.1%，クリーム：0.1%
ソフラチュール	フラジオマイシン硫酸塩	貼付薬
バラマイシン	バシトラシン・フラジオマイシン硫酸塩配合	軟膏：バシトラシン250単位・フラジオマイシン硫酸塩2mg
フシジンレオ	フシジン酸ナトリウム	軟膏：2%
ゼビアックス	オゼノキサシン	ローション：2%

- 抗生物質含有外用薬(表1)は皮膚科診療においても急性表在性皮膚感染症で頻用するが，耐性菌出現防止の意味からも，濫用は慎むべきである。

抗生物質含有外用薬

- 抗生物質含有外用薬の主な適応疾患は，表在性皮膚感染症，深在性皮膚感染症，慢性膿皮症，外傷・熱傷および手術創等の二次感染などであり，痤瘡の適応を有するものもある。なかでもアクアチム®やダラシン®T(図1)は痤瘡に有効性が高い。

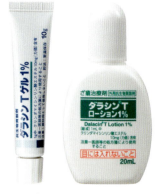

図1 ダラシン®T
写真提供：佐藤製薬株式会社

- アクアチム®には軟膏，クリーム，ローション，ダラシン®Tにはゲル，ローションがあり，病変と患者の嗜好に合わせて使用する。抗生物質含有外用薬であるので，実際に毛包炎が起きている部分に用いるべきである。
- 皮膚科以外ではゲンタシン®が皮膚創傷治療に使用されることも多いが，実際には耐性菌が多く，注意すべきである。この点フシジンレオ®軟膏やゼビアックス®ローションは未だ耐性菌も少なく，有効性が高い。

抗菌作用を有する外用薬

- 抗菌作用を期待して臨床現場で長期間用いる薬剤は多数存在するが，それぞれの特性を理解して適切に使用しなければ治癒は得られない。ここでは，創傷管理に比較的よく用いられる薬剤を概説する。

製剤写真は，提供いただいたメーカーのもののみ掲載しました。写真の掲載がある製剤の使用を推奨するものではございません。

1. 精製白糖・3%ポビドンヨード（ユーパスタ®コーワ軟膏，ポビドリン®パスタなど）

- ポビドンヨードはヨウ素と1-ビニル-2-ピロリドン重合物の複合体からなる医薬品である。その機序は，ポビドンヨードからヨウ素が遊離し，その酸化作用により，細菌の蛋白質合成を阻害することで強力な殺菌作用を有する。本剤は人体毒性が低く，かつ一部の芽胞菌にも有効であり，10%水溶液などは外用消毒薬として使用される。ただし，ポビドンヨードは血漿などの有機物と接触することで，殺菌作用が著しく低下するため，注意が必要。
- 一方，白糖は，高浸透圧により滲出液を減少させるとともに，細菌成長阻害作用とバイオフィルム形成抑制作用を有する。さらに，線維芽細胞からのコラーゲン合成を促進させることが知られている。
- ヨウ素過敏の既往がある患者や，甲状腺機能異常，腎不全，新生児への使用は十分注意を要する。多種の商品が販売されているが，薬価が大きく異なることも要注意。

2. ポビドンヨード（イソジン®ゲル，ネオヨジン®ゲルなど）

- 吸水性のマクロゴールを基剤とするポビドンヨード製剤である。ヨウ素過敏の既往がある患者や，甲状腺機能異常，腎不全，新生児への使用は要注意。

3. ヨウ素軟膏（ヨードコート®軟膏），カデキソマー・ヨウ素（カデックス®軟膏0.9%，カデックス®外用散）

- いずれも，ヨウ素の作用により，殺菌作用を発揮する薬剤である（図2）。このうち，ヨウ素軟膏は，吸水するとゲル化するという基剤特性を合わせ持つため，薬剤交換時の利便性に優れている。
- 一方，カデキソマー・ヨウ素は基剤にデキストリンポリマーが用いられ，滲出液を吸収することで，創面の清浄化が図られる（図3）。ただし，軟膏は，取り扱いが簡単である反面，外用散のほうが吸水機能に優れる。

4. ヨードホルム（ヨードホルム，ヨードホルムガーゼ）

- いずれも，ヨードホルムから遊離するヨウ素の作用により，殺菌作用を発揮する薬剤である。このうち，ヨードホルムガーゼは保険適用がない。
- 滲出の多い感染創に，特にヨードホルムガーゼはドレナージ効果の観点からも有効であるが，多量に用いた場合に

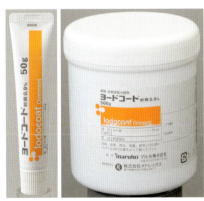

図2 ヨードコート®
写真提供：マルホ株式会社

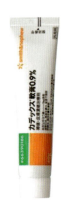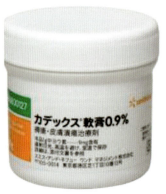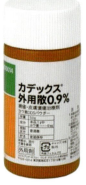

図3 カデックス®軟膏
写真提供：スミス・アンド・ネフュー株式会社

は中毒症状を起こしうるので，十分に注意する。

5. スルファジアジン銀（ゲーベン®クリーム）
- スルファジアジンはサルファ剤であるが，銀により抗菌効果を発揮すると考えられている（図4）。
- 金属には抗菌活性をもつものがあり，抗菌性金属を各種の無機物担体に担持したものを無機系抗菌薬と呼ぶ。これら無機系抗菌薬は有機系抗菌薬

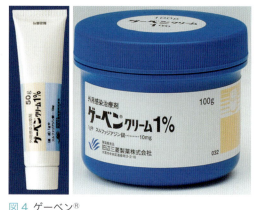

図4 ゲーベン®
写真提供：田辺三菱製薬株式会社

に比べ一般に安全性が高く，広域な抗菌スペクトルを有し，耐久性，耐熱性に優れていると考えられている。
- 銀の抗菌メカニズムについて，銀が細胞膜，細胞壁に作用して抗菌活性を発揮するとされるが，その詳細は未だ不明である。イオン化した銀が-SH基と反応し，細胞膜あるいは細胞内に侵入して，各種蛋白を変性させる結果，効果を発揮するという報告や，活性酸素に作用するとする報告がある。
- 本剤は，サルファ剤に対し過敏症を有する患者や，新生児，低出生体重児には使用してはならないことに注意する。

6. 銀イオン含有創傷被覆・保護材（アクアセル®AG）
- カルボキシメチルセルロースナトリウムからなる高吸収性繊維に銀イオンを加えた創傷被覆材である。高吸収性繊維はゲル化することで滲出液を保持し，高い効果が

期待できる。

7. アクリノール含有酸化亜鉛（アクリノール亜鉛華軟膏）

- 外用殺菌消毒薬であるアクリノールは，アクリジニウムイオンとなり細胞の呼吸酸素を阻害することで作用を発揮する。生体組織にほとんど刺激を与えず，血清蛋白質の存在下でも殺菌力は低下しない。
- 創傷に対しては，主に酸化亜鉛に混合して用いられるが，近年その使用頻度が減り，いわゆる俗称"リバボチ"を知らない世代が増え、特に若い医療従事者には通用しなくなってきた。
- 本薬は古典的な軟膏であるが，酸化亜鉛の有効性も引き出せることから，有効に用いたい薬剤である。

文献

1) 多田譲治：抗菌薬の注意点は？　宮地良樹（編著）：現場の疑問に答える褥瘡診療Q & A．中外医学社, 2008

（安部正敏）

外用薬各論
免疫抑制薬

> **エッセンス**
> - タクロリムス水和物含有軟膏は，ステロイドとは異なり，免疫抑制作用により炎症症状を改善する。
> - タクロリムス水和物含有軟膏は現在のところアトピー性皮膚炎のみに保険適用を有する。
> - 特徴は，配合剤の分子量が大きいため健常皮膚からは吸収されにくく，バリア機能が障害されたアトピー性皮膚炎の病変部のみで作用する。

タクロリムス水和物含有軟膏とは

- タクロリムス水和物含有軟膏であるプロトピック®はアトピー性皮膚炎に適応を有する外用薬である(図1)。アトピー性皮膚炎患者の特に顔面や頸部の皮疹に有効であり，strongクラスのステロイド外用薬と同等の効果を発揮する。
- ステロイド外用薬の主な局所副作用として，表皮の菲薄化やタキフィラキシー(馴化)，皮膚の潮紅が挙げられるが，本薬はステロイドではないので，その点有利である。臨床試験においては，本薬を2年間使用した場合，皮膚萎縮，潮紅，毛細血管拡張などの有害事象はみられていない。
- 配合剤の分子量が約800と大きいため，バリア機能が障害された病変部では皮膚に吸収され効果を発揮するが，正常化するにつれ過剰な吸収がなくなる。
- 一見，配合剤の分子量が大きいということは，外用薬としてマイナス要因に思えるが，それを逆手にとったユニークな薬剤であるといえる。

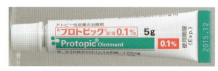 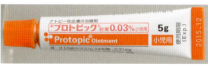

図1 プロトピック®軟膏
写真提供：マルホ株式会社

製剤写真は，提供いただいたメーカーのもののみ掲載しました。写真の掲載がある製剤の使用を推奨するものではございません。

使用時の注意点

1. 外用時刺激性

- 本薬を使用する場合に注意すべきは，外用時刺激性があることである．患者に指導しておかなければ，外用開始後の刺激感により，自らの皮膚に合わないと誤解し，使用を中止する場合もある．この刺激感は通常2〜3日程度連用することで徐々に慣れてくることが多い．
- 本薬には0.1％の成人用と濃度が0.03％と低い小児用がある．上記の刺激感を回避するために，成人であってもまず小児用から外用を試みてもよい．

2. 液滴分散型外用薬

- 配合剤であるタクロリムスは油脂性基剤に溶解しにくい性質をもつことから，液滴分散法で作製されていることに注意が必要である．
- 液滴分散法とは，有効成分を溶解させた液滴を基剤中に均一に分散させる方法であり，プロトピック®軟膏は，炭酸プロピレンを溶解剤として用いている．
- 液滴分散型外用薬の剤形においては，タクロリムスが液滴として高濃度に溶解・凝集されるため，皮膚移行性が高まり十分な効果を発揮する．
- ステロイド外用薬は，しばしばワセリンなどと混合処方されるが，液滴分散型の製剤は混合により液滴が破壊されるため効果が落ちることに注意しなければならない．

3. その他の注意点

- アトピー性皮膚炎の増悪期には角層のバリア機能が低下し，血中濃度が高くなる可能性があるので注意が必要である．
- また，紫外線療法との併用は行ってはならない．

（安部正敏）

1. 皮膚疾患治療のキホン

外用薬各論
レチノイド

> **エッセンス**
> - レチノイドは痤瘡（にきび）のベース治療薬である。
> - 日本では，他のレチノイドと比べて刺激症状が少ないアダパレン0.1％ゲルと，アダパレン0.1％と過酸化ベンゾイル2.5％の配合ゲルが，痤瘡に承認されている。
> - レチノイドは，主として毛包漏斗部の角化異常を是正して面皰に有効な治療。
> - 急性炎症期には，過酸化ベンゾイルとの配合薬や，アダパレンと抗菌薬の併用を行い，維持期には抗菌薬を中止する。
> - 副作用による脱落例を減らすために，保湿薬の外用が有効。

レチノイドとは？

- レチノイドは痤瘡（にきび）治療のベースとなる薬剤である。
- 痤瘡の発症要因には，男性ホルモンによる皮脂の分泌亢進と，毛包漏斗部の角化異常に伴う閉塞が重要である。これらの結果，皮脂が毛包内に貯留して面皰を生じ，面皰内で好脂性通性嫌気性菌である *Cutibacterium acnes* が増菌して炎症性皮疹（丘疹や膿疱）を生じる。
- レチノイドの主たる作用は毛包漏斗部の角化異常の改善であり，痤瘡の初期症状である面皰に有効。
- 日本で認可されている外用レチノイドはアダパレン（ディフェリン®）のみ（図1）。
- アダパレンは，治療薬としてはレチノイドに分類されているが，正確にはレチノイド受容体に結合してレチノイド様作用を示すナフトエ酸誘導体で，トレチノインと効果は同等で副作用が少ない特徴がある。

レチノイドの副作用

- アダパレンでは，第Ⅲ相臨床試験で皮膚の乾燥（56.1％），不快感（47.6％），剥脱（33.5％），紅斑（21.9％），瘙痒（13.2％）などの塗布部位の副作用がみられた。
- 副作用の多くは開始直後からみられるが，1か月以内に軽快し，忍容して継続できる場合が多い。
- アダパレン導入時に，十分にインフォームドコンセントをとっておくことが，治療成功のポイントとなる。

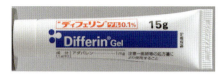

図1 ディフェリン®ゲル0.1％
写真提供：マルホ株式会社

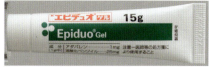

図2 エピデュオ®ゲル
写真提供：マルホ株式会社

アダパレンの使い方

- 1日1回，夜の洗顔後に外用する。
- アダパレンやその配合薬を使用の際は，刺激症状による脱落例を減らすため，保湿薬を併用し，小範囲に少量から開始して次第に広範囲に増量するなど工夫が必要。
- レチノイドには催奇形性があることから，妊婦あるいは妊娠している可能性のある女性への投与は禁忌となっている。

急性炎症期治療でのレチノイドの位置付け

- 過酸化ベンゾイルが承認されるまでは，急性炎症期にはアダパレンと抗菌薬の内服や外用との併用が強く推奨されていた。
- 過酸化ベンゾイルが承認されてからは，より多くの作用機序を有し，より高いアドヒアランスが期待できるアダパレン0.1％と過酸化ベンゾイル2.5％の配合剤(エピデュオ®)がより強く推奨されている(図2)。
- 過酸化ベンゾイルによるアレルギー性接触皮膚炎の既往のある場合には，アダパレンと内服あるいは外用抗菌薬との併用が強く推奨されている。なお，アダパレンによるアレルギー性の接触皮膚炎はまれ。

維持期のレチノイドの位置付け

- 維持期には，アダパレン単独あるいは，アダパレンと過酸化ベンゾイルの配合剤が強く推奨されている。
- アダパレンが使用できない場合には，過酸化ベンゾイルを用いる。

レチノイドの他の疾患に対する適応

- 海外では，しわや日光角化症に対してトレチノイン製剤が用いられているが，日本ではトレチノインは認可されていない。
- アダパレンのこれらの疾患への有効性は確立しておらず，適応を有していない。

（林　伸和）

製剤写真は，提供いただいたメーカーのもののみ掲載しました。写真の掲載がある製剤の使用を推奨するものではございません。

外用薬各論
活性型ビタミン D_3 外用薬

> **エッセンス**
> - 活性型ビタミン D_3 外用薬は表皮のターンオーバーが亢進する乾癬の第一選択薬である。
> - 乾癬以外にも有効性を発揮する疾患はあるが，保険適用外であり，あくまで乾癬治療専用薬ととらえるべきである。
> - 活性型ビタミン D_3 外用薬は酸性になると効果が減弱するため，ステロイド外用薬などとの自家混合は避けるべきである。
> - 活性型ビタミン D_3 とステロイドの配合薬が登場しており，有用性は高い。しかし，ステロイドの副作用の観点から漫然と使用すべきではない。また，使用量上限を順守する必要がある。

活性型ビタミン D_3 外用薬とは

- 活性型ビタミン D_3 外用薬は，表皮が異常に増殖する疾患である尋常性乾癬の治療において第一選択として広く使用されている。
- さらに，使用経験が蓄積されるにつれ，本薬は尋常性白斑などの難治性皮膚疾患にも有効性を発揮することが明らかとなったが，あくまで保険適用外での使用である。つまり皮膚科を専門外とする医師にとって，本薬は乾癬のみに使用すべき薬剤であることを理解する必要がある。

尋常性乾癬の外用療法の実際

- 尋常性乾癬における外用療法は，ステロイド外用薬と活性型ビタミン D_3 外用薬が二本柱となる。
- 概ね活性型ビタミン D_3 は角化細胞に働き，ケラチノサイトの過剰増殖や異常な分化を抑制する。
- 他方，ステロイドは炎症反応を促すサイトカインなどの分泌を抑制する。
- 両者の長所を得るための同時使用は有用性の高い治療法であるが，両者を混合調剤した場合，一部の活性型ビタミン D_3 外用薬は液滴分散型薬剤であることや，両者の至適 pH は異なることから混合調剤における問題点が指摘された[1]。
- しかし，近年わが国ではカルシポトリオール水和物・ベタメタゾンジプロピオン酸

エステル配合薬（ドボベット®）およびマキサカルシトール・ベタメタゾン酪酸エステルプロピオン酸エステル配合薬（マーデュオックス®）の2剤の活性型ビタミンD_3とステロイド配合薬が使用可能となり，有用性の高い外用療法が手軽に行えるようになった。
- ただし，ステロイドの副作用防止の観点から，配合薬を漫然と使用するべきではなく，症状軽快に合わせて活性型ビタミンD_3単剤による治療などに移行することが重要である。

活性型ビタミンD_3外用薬の実際
- 現在，わが国において使用可能な活性型ビタミンD_3外用薬は，高濃度3種類，低濃度1種類，またステロイドとの混合薬が2種類ある（表1）。

表1 わが国における活性型ビタミンD_3製剤

	高濃度ビタミンD_3外用薬			低濃度ビタミンD_3外用薬	配合薬	
有効成分	マキサカルシトール 25 µg/g	カルシポトリオール 50 µg/g	タカルシトール 20 µg/g	タカルシトール 2 µg/g	マキサカルシトール 25 µg/g ＋ベタメタゾン酪酸エステルプロピオン酸エステル 0.5 mg/g	カルシポトリオール 50 µg/g ＋ベタメタゾンジプロピオン酸エステル 0.643 mg/g
商品名	オキサロール®	ドボネックス®	ボンアルファ®ハイ	ボンアルファ®	マーデュオックス®	ドボベット®
適応症	尋常性乾癬 魚鱗癬群 掌蹠角化症 掌蹠膿疱症	尋常性乾癬	尋常性乾癬	尋常性乾癬 魚鱗癬群 掌蹠角化症 掌蹠膿疱症 毛孔性紅色粃糠疹	尋常性乾癬	尋常性乾癬
剤形	軟膏 ローション	軟膏	軟膏 ローション	軟膏 クリーム	軟膏	軟膏
薬価	115.5 円/g	111.1 円/g	280.1 円/g	107.7 円/g	231 円/g	263.5 円/g
用法 用量	1日2回 適宜回数を減じる	1日2回	1日1回	1日2回	1日1回	1日1回
使用制限	10 g/日まで ［マキサカルシトールとして250 µg/日まで］	90 g/週まで	10 g/日まで ［タカルシトールとして200 µg/日まで］		10 g/日まで ［マキサカルシトールとして250 µg/日まで］	90 g/週まで

1. タカルシトール（ボンアルファ®）
- 本薬にはわが国で最初に商品化された 2 µg/g 含有のボンアルファ® と，20 µg/g 含有のボンアルファ® ハイがあり，濃度による使い分けが可能である
- 一般にボンアルファ® 以外の 3 剤を高濃度製剤と呼ぶ。ボンアルファ® ハイのほうが有効性は高いものの，ボンアルファ® には各剤形が揃っている。
- 症状が軽い患者ではクリームを好むことも多く，小児ではその安全性の面から第一選択となる。

2. カルシポトリオール（ドボネックス®）
- 本薬は外用部位における刺激感がしばしば問題点となるため，顔面には使用できない。1 週間最大使用量が 90 g までと定められている。

3. マキサカルシトール（オキサロール®）

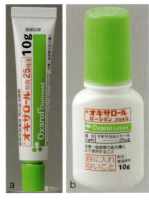

図 1　オキサロール®
写真提供：マルホ株式会社

- 本薬は比較的速効性を有し，軟膏は皮膚への伸展性にも優れている（図 1a）。
- また，ローションは粘性を高めることで使用時に垂れにくくなるように工夫されている（図 1b）。
- 1 日最大使用量が 10 g までと定められている。

4. カルシポトリオール 50 µg/g + ベタメタゾンジプロピオン酸エステル 0.643 mg/g（ドボベット®）
- 本薬は 2001 年 10 月，デンマークにおいて尋常性乾癬治療薬として登場し，その後欧州や北米など 90 か国以上で承認されている。
- わが国ではデンマークに遅れること約 13 年，2014 年 7 月にようやく承認がおりた。
- カルシポトリオール水和物 52.2 µg/g（カルシポトリオールとして 50.0 µg/g）とベタメタゾンジプロピオン酸エステル 0.643 mg/g を含有する配合薬である（図 2）。
- 以前よりそれぞれの成分は前者がドボネックス® 軟膏，後者がリンデロン®DP 軟膏として使用可能であった。
- しかし自家混合製剤には問題点が指摘されており[1]，本薬は基剤の工夫でそれを解決し，長期安定性を実現している[2]。

5. マキサカルシトール 25 µg/g + ベタメタゾン酪酸エステルプロピオン酸エステル 0.5 mg/g（マーデュオックス®）
- わが国で発売されている混合薬である（図 3）。

製剤写真は，提供いただいたメーカーのもののみ掲載しました。写真の掲載がある製剤の使用を推奨するものではございません。

- マキサカルシトール 25 μg/g とベタメタゾン酪酸エステルプロピオン酸エステル 0.5 mg/g を含有する配合薬である。
- それぞれの成分は前者がオキサロール®軟膏、後者がアンテベート®軟膏として使用可能であり、わが国では両者とも臨床現場でよく用いられる薬剤である。
- 混合に関する問題点は、前述のとおりである。

活性型ビタミン D_3 外用薬の注意点

- 活性型ビタミン D_3 外用薬は高カルシウム血症をきたす恐れがあるため、各製剤に規定されている使用量上限を超えて使用してはならない。
- さらに、高齢者などの腎機能低下患者、エトレチナート内服患者や皮膚萎縮がみられる患者では、高カルシウム血症のリスクが高くなるため注意が必要である。
- また、ドボネックス®軟膏とドボベット®軟膏は顔面皮疹には使用できない。

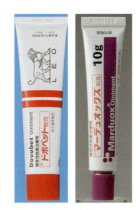

（左）図2 ドボベット®
写真提供：協和発酵キリン株式会社
（右）図3 マーデュオックス®
写真提供：マルホ株式会社

文献
1) 江藤隆史：ビタミン D_3 外用薬の混合調製をめぐって．J Visual Dermatol 4：278-282, 2005
2) Simonsen L, et al：Development of a new formulation combining calcipotriol and betamethasone dipropionate in an ointment vehicle. Drug Dev Ind Pharm 30：1095-1102, 2004

（安部正敏）

外用薬各論
サンスクリーン剤

> **エッセンス**
> - 日常紫外線防御にはSPF 15，PA＋で十分だが光線過敏症患者には高SPFが必要。
> - 使用法の誤りから塗布量が少なく，表示のSPF効果が得られていない。
> - 男性では「べとつく」ことがサンスクリーン塗布忌避の一因なので，手の甲で塗布するM式も一法。
> - 「サンスクリーンを塗りましょう」というだけでは不十分で正しい啓発と実践的な患者指導が肝要。

- 光線過敏症，光老化，光発がん予防にサンスクリーンが有用なことは論をまたないが，実際の使用方法などについては多くのピットフォールがある。
- 「サンスクリーンを塗りましょう」というだけでは不十分で，もう一歩踏み込んだ患者指導が求められる。
- また男性患者は関心が薄いのでさらなる啓発が必要。

高SPF競争の功罪

- 中波長紫外線に対するサンスクリーンの効能表示としてSun Protection Factor (SPF) が普及し，一時は「SPFが高いほうがいいサンスクリーン」という風評が定着し，無用なSPF競争が起こった。
- 健常人の場合，正しく塗布すれば沖縄で終日日光浴をしてもSPF 15ほどあれば防御可能。高SPFを獲得するために，大量の紫外線吸収剤を配合したり，価格が高騰したりして，安全性や経済性に問題を生じた。
- そのため，業界の自主規制で現在ではSPF 50以上は50＋とのみ表示されるようになった。
- 留意すべきことは，色素性乾皮症のような光線過敏症患者ではいまでも高SPFが必要であるが，健常人の日常紫外線予防のためにはSPF 15，長波長紫外線に対する防御効果を示すProtection Grade of UVA (PA) は＋程度あれば十分であるということである。
- ただし，次に述べるように「正しく塗布されている」「発汗や水泳などで流れてし

まったら塗布し直す」ことが担保されていなくてはならない。

サンスクリーンのピットフォール

1. ピットフォール1：サンスクリーンの塗布量は規定の約半分という実情
- サンスクリーンの効能指標として頻用されるSPFは$2\,\text{mg/cm}^2$を塗布して測定されるが，ユーザーは実は規定量の約半分程度($1\,\text{mg/cm}^2$)しか塗布していないのが実情である。
- その結果として紫外線防御効果はほぼ半減するので[1]，診療現場では通常の塗布量では表示SPFの約半分の効果しか得られていないことを自覚し，SPF 30程度の製品を塗布してSPF 15程度の効果を期待するか，SPF 15程度のサンスクリーンを二度塗りして$2\,\text{mg/cm}^2$を担保し，表示どおりの効果を得るかの二者択一を考えるべきである。

2. ピットフォール2：手のひらで塗布するとサンスクリーンの40%程度が手のひらに残っている
- ある化粧品会社の資料によると，手のひらでサンスクリーンを塗布した場合，基剤にもよるが37.3〜46.3%が手のひらに残存しているという(NOV社内資料)。
- 指のみで塗布すれば残存率はかなり減少するが現実的ではない。
- また，サンスクリーン塗布後，手のべたつきを自覚して手を洗うユーザーが多いと思われるが，その際手背に塗布したサンスクリーンの一部は洗い流されてしまう。

3. ピットフォール3：サンスクリーン塗布が面倒なため特に男性はほとんど塗布していない
- 光老化啓発プロジェクト委員会の調査によると[2]，日常的に使用するのは13.3%(男性：3.2%，女性：13.8%)で，特に男性においてはサンスクリーンを全く使用しない割合が70.5%に達している。
- その理由の1つとして，手がべたつく，洗っても落ちない，洋服につく，ゴルフのグリップが滑るなどが想定され，これは発汗や遊泳後などに求められるサンスクリーンの塗り直しを阻害する要因ともなっている。
- サンスクリーンの啓発には，理論的な必要性の説明のみでなく，このような実践的な視点からの患者指導も強く求められている。

M式サンスクリーン塗布法の提唱

- このようなサンスクリーン塗布をめぐる背景を勘案し，またこれまで筆者が個人的に実践してきた塗布手法の有用性を実験的に検証するなかで，手のひらではなく手の甲で塗布するM式サンスクリーン塗布法を提唱するに至った[3]。
- その最大の利点は，手のひらにサンスクリーンが残存しないのでべとつかず，手の

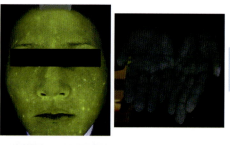
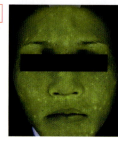
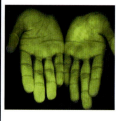

M式塗布法
手の甲を使って塗布した場合

手のひらにサンスクリーンが残らない

通常の塗布法
手のひらを使って塗布した場合

手のひらにサンスクリーンが残る

図1 手の甲を使った場合（M式塗布法）と手のひらを使った場合（通常法）の比較

甲に残ったサンスクリーンはそのまま露光部である手背に紫外線防御効果を付与することに尽きる。

- 手の甲で塗布することは，化粧品を常用する女性にとっては違和感を覚え，男性でも慣れるまでは不便な印象を拭えないが，指背も駆使すれば眼瞼や鼻翼周囲にもかなり細やかに塗布できるようになる。
- 蛍光色素を用いた実験では，手の甲で塗布しても手のひらで塗布した場合と遜色なく，ほぼまんべんなく顔面や項頸部などに塗布することが可能であり，しかも手のひらには全くサンスクリーンが残存しない（図1）。
- 具体的な塗布法については光老化啓発プロジェクト委員会のウェブサイトから視聴可能であるのでぜひご覧いただきたい[4]。

文献

1) Teramura T, et al : Relationship between sun-protection factor and application thickness in high-performance sunscreen : double application of sunscreen is recommended. Clin Exp Dermatol 37 : 904-908, 2012
2) 川島　眞, 他：「光老化」啓発は十分に進んだか？　Bella Pelle 2：178-186, 2017
3) 宮地良樹：M式サンスクリーン剤外用法, 皮膚科の臨床 60：914-915, 2018
4) 光老化啓発プロジェクト委員会事務局：M式塗布法　～サンスクリーンの効果的な塗り方～
   https://www.hikari-rouka.org/m-method/

（宮地良樹）

COLUMN

美白剤

野村有子

ふと気づくと，頬にシミが…。男女問わず，シミはとても気になるものだ。

シミは，メラニンという茶色い色素が皮膚の表面にたまって生じる。表皮内のメラノサイトは，紫外線などにより，チロシナーゼ酵素が活性化されてメラニンを作る。メラニンは，表皮細胞の中に取り込まれ，皮膚の新陳代謝により角質となってはがれ落ちるため，いつまでも色素が皮膚に残ることはない。ところが，メラニンがたくさん作られすぎてしまったり，皮膚の新陳代謝が衰えたりすると，メラニンが皮膚の中に残りシミとなる。

シミを防ぐために最も大切なことは，紫外線から肌を守ることである。日焼け止めや日傘・帽子などで，直接紫外線が肌にあたらないようにする。

できてしまったシミには美白剤を使用する。美白成分は，現在日本で認可されているものは十数種類あり，主なものを表1に挙げる。

どれが最も効果的だろうか？　一番知りたいところだが，残念ながらきちんと比較されたデータはない。効果の違う美白成分をいくつか組み合わせて使用する方法もある。内服としては，ビタミンCやトラネキサム酸，四物湯や桂枝茯苓丸加ヨクイニンなどの漢方薬を使用する。

美白剤は，根気よく使用することが何よりも大切である。最低でも3か月以上は使用しないと効果は出ない。同時に紫外線対策も行うこと。また，シミだと思っていたのに皮膚癌だった例もあるので，シミが急に大きくなったり盛り上がったりした場合は，早めに皮膚科を受診してほしい。

表1　主な美白成分

- チロシナーゼ活性を抑制：エラグ酸・コウジ酸・アルブチン
- メラノサイト内のエンドセリン1レセプターに作用：カミツレエキス
- チロシナーゼとチロシナーゼ関連蛋白の働きを阻害：ルシノール
- チロシナーゼを分解：リノール酸
- チロシナーゼの成熟阻害：マグノリグナン
- 皮膚のターンオーバーを促しメラニンの蓄積を抑える：アデノシン-1-リン酸-2Na，ビタミンA
- 抗酸化作用：ビタミンC・ビタミンE

1. 皮膚疾患治療のキホン

外用薬各論
ドレッシング材

> **エッセンス**
> - 創傷治療において，主に慢性期では外用薬と並んでドレッシング材は有力な治療手段である。
> - ドレッシング材は創傷治癒において moist wound healing の概念に合致し，外用薬とともに頻用される。
> - ドレッシング材はあくまでその基剤の働きがメインであるものが多い。感染制御や壊死物質除去目的のドレッシング材も存在するが，その場合は外用薬を選択することが多い。
> - すべての創面に有効なオールマイティーなドレッシング材は存在しない。手軽だからといって漫然と使うべきではない。
> - ドレッシング材はそれぞれに特徴があり，十分理解して用いる。水分吸収量も製品により大きく異なる。

ドレッシング材と外用薬
- 創傷治療における外用薬とドレッシング材の使い分けは，それぞれの長所に鑑みて適切に選択すべきである。臨床経験を重ねることで自ずと両者の限界もみえてくるものである。
- 概ね，外用薬は wound bed preparation に，ドレッシング材は moist wound healing に使用する。

1. wound bed preparation（創面環境調整）
- 創傷の治癒を促進するため，創面の環境を整えること。具体的には壊死組織の除去，細菌負荷の軽減，創部の乾燥防止，過剰な滲出液の制御，デブリードマンによるポケットや創縁の処理を行うことである[1]。

2. moist wound healing（湿潤環境下療法）
- 創面を湿潤した環境に保持する方法。生体由来の滲出液に含まれる多核白血球，マクロファージ，酵素，細胞増殖因子などを創面に保持することで創傷治癒を促す方法である[2]。細胞遊走を妨げず，自己融解を促進して壊死組織除去に有効な場合もある。
- この方法は，従来のガーゼドレッシングに代わって，高機能な創傷被覆材が登場し

たことで閉塞性ドレッシングが可能になったことにより医療現場において急速に普及した。

ドレッシング材が有効な創傷
- ドレッシング材が最も効果的な創傷は、創面に十分な生体由来の増殖因子が存在する急性期の創傷である。つまり、治癒が進行する深さが比較的浅い時期が使用を最も考慮すべき創傷であるといえる。
- 選択局所の感染に十分注意することを前提として、創面および創周囲皮膚の状態や患者の全身状態、ドレッシング材自体の特性を考慮しながら、使用するドレッシング材の種類と使用時期を選択する。
- また、ドレッシング材では湿潤環境の保持とともに、免荷や局所保護作用が期待できる。さらに、実際に処置を行う看護師の負担も減ずることができるほか、滲出液吸収量を推定できるように工夫したドレッシング材も登場しており、在宅現場においては有用性が高い。

ドレッシング材の実際
1．ハイドロコロイド（デュオアクティブ®ETなど）
- ハイドロコロイドは創部に固着することなく湿潤環境を維持する。創部の乾燥によって生じる痂皮の形成を防ぐ。創部の湿潤環境によって表皮細胞の遊走を促進し、治癒を促す[3]。
- ハイドロコロイドは創部を閉鎖し、露出した神経末端が空気に曝されることを防ぐ。これによって、浅い創傷に特有なヒリヒリする疼痛を軽減することができる。
- 最近ではハイドロコロイドにスルファジアジン銀を加えた抗菌性ドレッシング材（バイオヘッシブ®Ag 図1）が発売され、創面の衛生環境維持に有用性が高い。

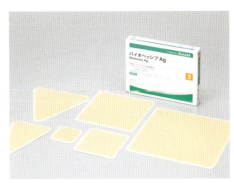

図1 バイオヘッシブ®Ag
写真提供：アルケア株式会社

製剤写真は、提供いただいたメーカーのもののみ掲載しました。写真の掲載がある製剤の使用を推奨するものではございません。

2. ハイドロジェル(グラニュゲル®など)
- ハイドロジェルは湿潤環境を維持して肉芽や上皮の形成を促進するとともに、速やかな冷却効果により炎症を軽減して疼痛を軽減する。
- 透明なので創面の観察が可能。

3. ポリウレタンフォーム(ハイドロサイト®など 図2)
- ポリウレタンフォームは自重の約10倍の滲出液を吸収し、適切な湿潤環境を維持して肉芽や上皮の形成を促進する。ドレッシング材の溶解や剥落による創部の残渣がない。
- また、創部接触面は非固着性ポリウレタンネットのため、創面からずれても形成された上皮の剥離を起こしにくい。

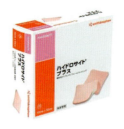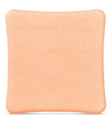

図2 ハイドロサイト® プラス
写真提供：スミス・アンド・ネフュー株式会社

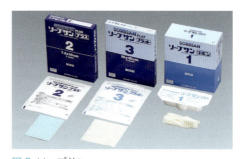

図3 ソーブサン
写真提供：アルケア株式会社

4. アルギン酸ドレッシング(ソーブサンなど 図3)
- アルギン酸塩は自重の10〜20倍の吸収力がある。多量の滲出液を吸収してゲル化し、創面に湿潤環境を維持することにより治癒を促進する。
- また、創部との接触面でアルギン酸塩中のカルシウムイオンと血液・体液中のナトリウムイオンの交換が起こり、カルシウムイオンは濃度勾配により毛細血管内に拡散する。これにより止血作用が得られる。

5. ハイドロファイバー®
- ハイドロファイバー®は自重の約30倍の吸収力がある。アルギン酸塩の約2倍の水分保持力を持ち、治癒に最適な湿潤環境を長期間維持し、肉芽形成を促進する。吸収した滲出液の横方向への広がりを抑え、創周囲の健常皮膚の浸軟を防止する。
- また、銀含有ハイドロファイバー®は細菌などを含む滲出液を内部に閉じ込め、創部への逆戻りを抑える。この状態で銀イオンが放出されるので、滲出液に含まれた細菌を迅速かつ効率的に抗菌することができる。

ドレッシング材の使い方

- ドレッシング材使用においては，創面からの滲出液をアセスメントすることで，適切に交換する必要がある．
- 慢性創傷では密封した創面から得られた滲出液が細胞増殖を阻害するという報告がある[3]．wound bed preparation とはあくまで適切な滲出液の制御による治療法であり，その理論と実際を熟知したうえで，潰瘍治療に用いるべきである．
- ポリエチレン薄膜を用いた，いわゆる"ラップ療法"に関しては，エビデンスのある報告はない．あくまで moist wound healing の理論に基づいた治療であるが，実施するにあたっては患者の同意が必須．

褥瘡における実際

- ドレッシング材の使い分けについて，慢性創傷の代表である褥瘡を例にとって考えたい．

1. 急性期

- まず，急性期の褥瘡では，創面の観察が重要であることから，ポリウレタンフィルム（例：オプサイト®ウンド　図4）がよい適応となる．

2. 浅い褥瘡

- 褥瘡の深さが真皮までに留まる褥瘡を浅い褥瘡と捉える．この時期は，創傷治癒理論における「増殖期」にあたり，創傷治癒機転が比較的速やかに遂行する状態である．
- 治療の基本は，創面の保護と適切な湿潤環境を保持することによって，線維芽細胞や血管内皮細胞の活性化を促すことである．そのため，浅い褥瘡は原則として保険適用を有するドレッシング材が第一選択である．
- 発赤や水疱の場合には，ポリウレタンフィルムがよい適応となる．
- びらん・浅い潰瘍の場合には，ハイドロコロイドや，キチンやハイドロジェル，ポリウレタンフォームのシートタイプ，アルギン酸フォーム，ソーブサンがよい適応となる．

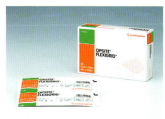 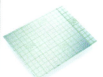

図4　オプサイト®ウンド
写真提供：スミス・アンド・ネフュー株式会社

3. 深い褥瘡

- 深い褥瘡とは，褥瘡の深さが皮下組織から深部に至る褥瘡を指す。当然，治療に難渋する。
- この場合，壊死組織の存在や，不良肉芽形成，巨大な創面積，感染による過剰な滲出液，さらにポケット形成など慢性創傷の様々な問題を包括する創面となる。

1) 壊死組織

- 壊死組織の除去においては，外科的デブリードマンや，壊死組織除去作用を有する外用薬の使用が難しい場合に，皮下組織に至る創傷用ドレッシング材のハイドロジェルを用いてもよい。

2) 不良肉芽形成

- 肉芽形成が不十分で肉芽形成を促進させる場合には，アルギン酸塩，ハイドロコロイド，ハイドロポリマー，ポリウレタンフォーム，ポリウレタンフォーム/ソフトシリコン，キチン，ハイドロファイバー®を用いてもよい。

3) 巨大な創

- 肉芽が十分に形成され創の縮小をはかる場合には，銀含有ハイドロファイバー®，アルギン酸Ag，アルギン酸塩の他，ハイドロコロイド，ハイドロジェル，ハイドロポリマー，ポリウレタンフォーム，ポリウレタンフォーム/ソフトシリコン，アルギン酸フォーム，キチン，ハイドロファイバー®，アルギン酸/CMCを創からの滲出液の程度により選択し，用いてもよい。

4) 感染・炎症

- 褥瘡に感染・炎症を伴う場合は，銀含有ハイドロファイバー®，アルギン酸Agを用いてもよいが，ドレッシング材には原則感染制御の機能はないため使用は勧められないとされる。注意すべきである。

5) 滲出液過剰

- 滲出液が多い場合，過剰な滲出液を吸収保持するポリウレタンフォームを用いる。特記すべき点として，親水性ポリウレタンフォームドレッシング材であるハイドロサイト®ライフ(図5)は国内初の在宅向け皮膚欠損用創傷被覆材(フォームドレッシング材)として開発され，皮下組織に至る創傷に対して保険適用を有する。ドレッシング材は滲出液の貯留程度により交換時期を判断しなければならないが，貼

図5 ハイドロサイト®ライフ
a：標準型，b：仙骨用，c：ヒール用
写真提供：スミス・アンド・ネフュー株式会社

付面の外側からその交換の目安が確認できるようになっており，在宅でも容易に家族が確認することを可能としている。
・皮下組織に至る創傷用と筋・骨に至る創傷用ドレッシング材のアルギン酸/CMC，ポリウレタンフォーム/ソフトシリコン，アルギン酸塩，アルギン酸フォーム，キチン，ハイドロファイバー®，ハイドロポリマーを用いてもよい。

6）ポケット形成
・ポケットの解消において，ポケット内に壊死組織が残存する場合は，まず創面の清浄化を図ったうえで，滲出液が多い場合はアルギン酸塩，ハイドロファイバー®（銀含有製材を含む），アルギン酸 Ag を用いてもよい。

文献
1) Harries RL, et al: Wound bed preparation : TIME for an update. Int Wound J 13 : S8-14, 2016
2) Wodash AJ : Wet-to-Dry dressings do not provide moist wound healing. J Am Coll Clin Wound Spec 22: 63-66, 2013
3) Ducalo D, et al : Inhibition of cell proliferation by chronic wound fluid. Wound Repair Regen 1 : 181-186, 1993

（安部正敏）

皮膚疾患の治療によく用いられる全身治療薬
抗ヘルペスウイルス薬

> **エッセンス**
> - 抗ヘルペスウイルス薬には核酸アナログ製剤とヘリカーゼ・プライマーゼ阻害薬がある。
> - 核酸アナログ製剤は腎機能に応じた投与量の調節が必要である。
> - ヘリカーゼ・プライマーゼ阻害薬はリファンピシンが併用禁忌である。
> - 単純ヘルペス，帯状疱疹の各病型で適切な内服，点滴を行う。

抗ヘルペスウイルス薬の種類

- 現在全身使用できる抗ヘルペスウイルス薬には，核酸アナログ製剤とヘリカーゼ・プライマーゼ阻害薬の2種類がある。
- 核酸アナログ製剤にはアシクロビルおよびアシクロビルのプロドラッグであるバラシクロビル，ペンシクロビルのプロドラッグであるファムシクロビル，ビダラビンがある(図1)。
- アシクロビルは内服，注射薬として，バラシクロビルとファムシクロビルは内服薬として，またビダラビンは注射薬として使用される。
- アシクロビル，ビダラビンの作用機序は→30頁参照。
- ペンシクロビルの作用機序は，アシクロビルとほぼ同様である。
- 新規帯状疱疹治療薬アメナメビルはヘリカーゼ・プライマーゼ阻害薬である(図1)。
- 水痘帯状疱疹ウイルス(varicella zoster virus; VZV)のヘリカーゼ・プライマーゼ複合体は，ウイルスの2本鎖DNAをほどいて2本の1本鎖にするヘリカーゼ活性，そしてそれぞれの1本鎖となった鋳型DNAにDNA複製の起点となるRNAプライマーを合成するプライマーゼ活性を持つ。
- RNAプライマーが合成されると，それを起点としてウイルスのDNAポリメラーゼが働き，相補的ウイルスDNA伸長を開始する(図2)[1]。
- アメナメビルはヘリカーゼ・プライマーゼ複合体の機能を阻害することで，既存の核酸アナログ製剤よりもより早い段階でウイルスDNAの複製を阻害する。

抗ヘルペスウイルス薬使用上の注意点

- 核酸アナログ製剤は腎排泄型の薬剤であり，またバラシクロビルおよびファムシク

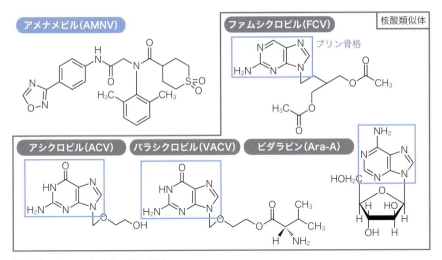

図1 抗ヘルペスウイルス薬の構造

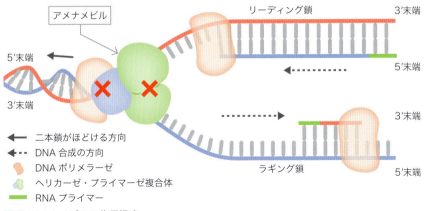

図2 アメナメビルの作用機序

ロビルはプロドラッグであり，高い血中濃度が得られる。
- 核酸アナログ製剤の重大な副作用として，精神神経症状や急性腎障害があるが，これらは薬物の過量投与により発症しやすい。
- したがって，腎機能低下患者ではクレアチニンクリアランスに応じた投与量の適切な減量が必要である（表1）。
- 高齢者では筋肉量が少ないこともあり，クレアチニン値が低めに出やすく，結果として腎機能を過大評価する危険性があるため要注意である。
- アメナメビルは糞便が主たる薬剤排泄経路であるため，腎機能に応じた薬剤減量の

表1 腎機能障害帯状疱疹患者における抗ウイルス薬の用量

CCr (mL/min)	アシクロビル錠	アシクロビル注射用	CCr (mL/min)	バラシクロビル錠	CCr (mL/min)	ファムシクロビル錠
>50	1回800 mgを1日5回	8時間ごと 5 mg/kg	≧50	8時間ごと 1,000 mg	≧60	1回500 mgを1日3回
25〜50	1回800 mgを1日5回	12時間ごと 5 mg/kg	30〜49	12時間ごと 1,000 mg	40〜59	1回500 mgを1日2回
10〜25	1回800 mgを1日3回	24時間ごと 5 mg/kg	10〜29	24時間ごと 1,000 mg	20〜39	1回500 mgを1日1回
<10	1回800 mgを1日2回	24時間ごと 2.5 mg/kg	<10	24時間ごと 500 mg*	<20	1回250 mgを1日1回**

各社添付文書より

*：血液透析患者では24時間ごと250 mg(血液透析日は透析後に投与)
**：血液透析患者には250 mgを透析直後に投与する．なお次回透析前に追加投与は行わない
ビダラビン…CCr<10 mL/minの場合，使用量を75%に減量(透析患者は透析後)
アメナメビルは腎機能に応じた減量が必要ない

必要はない．
・アメナメビルはCYP3Aで代謝されるため，リファンピシンは併用禁忌．そのほかにも数種の併用注意薬が存在する(表2)．

各病型での使い方

1. 初発型単純ヘルペスでの使用法
・単純ヘルペス初発型に対しては，初感染時に抗ウイルス療法を十分に行うことで，その後の再発の頻度を低下できる可能性がある[2]．

2. 再発型単純ヘルペスでの使用法
・再発頻度の高い口唇ヘルペス，また再発性性器ヘルペス(genital herpes；GH)では内服治療の適応となる．
・内服治療にはepisodic therapyと再発抑制療法がある．
・episodic therapyとは，再発時に抗ヘルペスウイルス薬の内服を5日間行う治療法で，臨床症状の改善およびウイルス排出の低下がみられる．
・発症してから48時間以内に内服を開始しなければ十分な効果が得られない．そのため，再発を繰り返す例ではあらかじめ患者に薬剤を渡しておき，前駆症状が出現したときから内服治療を開始するpatient initiated therapyといわれる投与法が発症予防や治療期間の短縮に効果があると言われており，最近わが国でも行えるようになった(ファムシクロビル2,000 mg/分2，1日)．
・再発抑制療法の対象は，概ね年6回以上の再発を繰り返すGH患者であり，具体

表2 アメナリーフ®錠と相互作用を有する薬剤および食品(併用禁忌・併用注意)

	併用薬剤		併用薬の血中濃度	アメナメビルの血中濃度
併用禁忌(併用しないこと)	リファンピシン[1](リファジン®)		↓	↓
併用注意(併用に注意すること)	抗菌薬	クラリスロマイシン[2]		↑
	抗ウイルス薬	リトナビル[2]		↑
		エファビレンツ[3]		↓
	高血圧・狭心症治療薬	ニフェジピン[4]	↓	
	抗酸菌症治療薬	リファブチン[1]	↓	↓
	催眠・鎮静・抗けいれん薬	ミダゾラム[4]	↓	
		ブロチゾラム[4]	↓	
		フェノバルビタール[1]	↓	↓
	てんかん治療薬・そう状態治療薬	カルバマゼピン[1]		↓
	免疫抑制薬	シクロスポリン		
	食品	グレープフルーツジュース[2]		↑
		セイヨウオトギリソウ(セント・ジョーンズ・ワート)含有食品[1]	↓	↓

アメナリーフ®錠200 mg 添付文書より作成

↑ 血中濃度が上昇する恐れがある　　↓ 血中濃度が低下し,作用減弱の恐れがある
[1] CYP3A を誘導する薬剤および食品
[2] CYP3A を阻害する薬剤および食品
[3] CYP2B6 の基質となる薬剤
[4] CYP3A の基質となる薬剤

的にはバラシクロビル 500 mg を 1 日 1 回継続投与する。
- 1 回の処方は 1 か月程度とし,再発抑制の状態や副作用,患者満足度を確認したうえで治療の継続を判断する。
- 治療中に再発した場合はバラシクロビル 500 mg を 1 日 2 回に増量し,治癒したら元の量に戻す。
- 1 年間の継続後,いったん中止し,その後再発がみられた場合は患者と相談のうえ再発抑制療法の継続の必要性を検討する。
- 抑制療法中に再発を繰り返す場合,性器ヘルペスの診断を PCR,ウイルス分離などを用いて確認し,それでも再発する場合はウイルスの薬剤耐性検査を行うが,免疫正常者の場合は,耐性ウイルス出現の可能性は極めて低い。

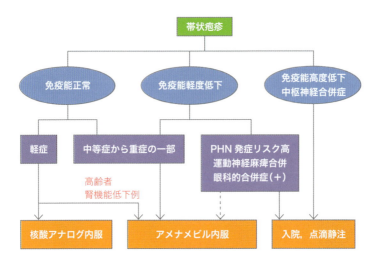

図3 帯状疱疹における抗ヘルペスウイルス薬の使い分け

- 再発抑制療法は大規模臨床試験でGH再発や，ウイルスの無症候性排泄の頻度の低下，またパートナーへの感染の危険性の低下が証明されている[3]。

3. Kaposi水痘様発疹症での使用法

- 軽症から中等症のKaposi水痘様発疹症では内服治療が主体となる[4]。
- 単純ヘルペスに対する通常量の投与で十分な臨床効果を出すことができる[5]。
- 皮疹が増悪，遷延するような例では，点滴への変更や内服期間延長を考えたほうがよい。
- 皮疹の範囲が広い場合や，全身症状，ウイルス血症が疑われる重症例では，入院したうえで，アシクロビルの点滴を行う。

4. 帯状疱疹での使用法

- 帯状疱疹治療の基本は，抗ヘルペスウイルス薬の早期からの全身投与である。
- 早期治療には，皮疹の拡大を阻止して重症化を防ぐ，急性期疼痛を軽減させる，知覚神経損傷を軽減させて帯状疱疹後神経痛（postherpetic neuralgia；PHN）の発症をある程度抑制するなどの意義があるとされる。
- 実際に，皮疹出現後72時間以内が最も適した投与開始時期であると言われており，過去に行われた様々な臨床試験において皮疹の治癒期間や痛みの継続期間の短縮，QOLの早期改善について質の高いエビデンスが得られている[6]。
- 皮疹出現後72時間を過ぎても抗ヘルペスウイルス薬の投与を考慮すべき患者として，ウイルス増殖が続いている患者，皮膚以外の合併症がある患者，PHN発症リスクが高い患者などが挙げられる[7]。

・入院による点滴治療を考慮する例としては,免疫低下を伴うような基礎疾患をもつ患者(汎発疹を伴う患者,複発性帯状疱疹など),PHN の発症リスクが高い患者,合併症として運動神経麻痺をもつ患者(Hunt 症候群,外陰部の帯状疱疹による尿閉など),三叉神経第Ⅰ枝領域の帯状疱疹が挙げられる(図 3)。

文献

1) Crumpacker CS, et al : New anti-HSV therapeutics target the helicase-primase complex. Nat Med 8 : 327-328, 2002
2) Sawtell NM, et al : Early intervention with high-dose acyclovir treatment during primary herpes simplex virus infection reduces latency and subsequent reactivation in the nervous system in vivo. J Infect Dis 184: 964-971, 2001.
3) 渡辺大輔:性器ヘルペスに対する再発抑制療法(suppressive therapy)のエビデンス.皮膚アレルギーフロンティア 7:56-59,2009
4) 渡辺大輔,他:カポジ水痘様発疹症の診断・治療指針の検討.臨床医薬 32:73-80,2016
5) 渡辺大輔,他:カポジ水痘様発疹症患者に対するファムシクロビル(ファムビル®錠 250 mg)の有効性および安全性の検討(特定使用成績調査).日臨皮誌 33:372-382,2016
6) 渡辺大輔,他:帯状疱疹の診断・治療・予防のコンセンサス.臨床医薬 28:161-173,2012
7) Dworkin RH, et al : Recommendations for the management of herpes zoster. Clin Infect Dis 44 : S1-26, 2007

〔渡辺大輔〕

1. 皮膚疾患治療のキホン

皮膚疾患の治療によく用いられる全身治療薬
経口抗真菌薬

> **エッセンス**
> - 経口抗真菌薬を積極的に活用する。
> - 爪白癬や頭部白癬，マラセチア毛包炎など，経口抗真菌薬が第一選択となる病型はもちろんのこと，角化型足白癬や広範囲の体部白癬や癜風など外用抗真菌薬単独では難治な病型にも経口抗真菌薬を併用する。
> - 各菌ごとに効果の高い薬剤を使用する。各種白癬にはテルビナフィン塩酸塩が第一選択となる。爪白癬ではホスラブコナゾールも非常に優れている。カンジダ症やマラセチア感染症ではイトラコナゾールが効果が高い。
> - 各経口抗真菌薬の投与方法や検査項目，注意点を熟知する。理解して使用すればいずれも安全に使用できる。

経口抗真菌薬を積極的に活用する

- 爪白癬の治療には経口抗真菌薬が最も有効であり，経口抗真菌薬が使用できる患者に漫然と外用治療を続けることは慎まなくてはならない。
- 頭部白癬は外用抗真菌薬による治療を行わないほうがよい(ほとんど期待できないうえ，悪化させる可能性がある)ため，経口抗真菌薬が第１選択となる。
- 外用抗真菌薬が中心となる他の病型でも，角化型足白癬や体部白癬で完全には外用ができない眼や耳，被髪部にかかる病変，手が届かない背部の病変，多発する病変，形状が複雑で完全な外用の難しい股部や会陰部，広範囲で外用の塗り残しができる病変などの場合には，経口抗真菌薬を併用する。
- カンジダ性爪囲爪炎や爪カンジダ症では経口抗真菌薬が必要。
- 癜風などで経口抗真菌薬を用いることにより，治癒率の向上や治癒までの期間の短縮を図ることができるため，積極的に活用する。
- マラセチア毛包炎では，多くの場合外用薬では難治で経口抗真菌薬が必要である。

各菌ごとに効果の高い薬剤を選択する (表1)

- テルビナフィン塩酸塩は，白癬菌には高い抗真菌作用を示し，殺真菌的に作用する。白癬菌にはイトラコナゾールよりも効果が高い。ただし，抗真菌スペクトラムが狭く，ほぼ白癬菌専用の薬剤であり，適応を有しているもののカンジダとマラセ

表1 経口抗真菌薬

	イトラコナゾール	テルビナフィン塩酸塩	ホスラブコナゾール L-リシンエタノール付加物
抗真菌スペクトラム（実際の効果の高さ）	広い（白癬菌，カンジダ，マラセチア）	狭い（白癬菌）注1	広い（白癬菌，カンジダ）注2
保険上の適応症	表在性皮膚真菌症（爪白癬以外）：連続投与 ・白癬（体部白癬，股部白癬，手白癬，足白癬，頭部白癬，ケルスス禿瘡，白癬性毛瘡） ・カンジダ症（口腔カンジダ症，皮膚カンジダ症，爪カンジダ症，カンジダ性爪囲爪炎，カンジダ性毛瘡，慢性皮膚粘膜カンジダ症） ・癜風，マラセチア毛包炎 爪白癬：パルス療法	・白癬（爪白癬，手・足白癬，生毛部白癬，頭部白癬，ケルスス禿瘡，白癬性毛瘡，生毛部急性深在性白癬，硬毛部急性深在性白癬：手・足白癬は角質増殖型の患者および趾間型で角化・浸軟の強い患者，生毛部白癬は感染の部位および範囲より外用抗真菌薬を適用できない患者に限る） ・カンジダ症（爪カンジダ症）	爪白癬
作用	静菌的	殺菌的	—注4
角質親和性	高い	中等度	—注4
併用禁忌薬（薬物相互作用）	多い（併用しないこと）	なし（併用注意薬はあるが，併用可能）	なし（併用注意薬はあるが，併用可能）
警告	なし	重篤な肝障害，血球減少（軽症例を除いて，肝障害や血液障害のある患者には原則使用しない）	なし
副作用全般の頻度注3	少ない注3	時にあり（頻度は低いが重篤なものもある）注3	少ない注3,注5
肝機能障害	少ない	時にあり	少ない注5
血球減少	少ない	時にあり	少ない注5
横紋筋融解（CK上昇）	まれ	時にあり	少ない注5

注1：テルビナフィンは白癬菌にはイトラコナゾールより優れる。一方，爪カンジダ症の適応をもつが，カンジダに対してはイトラコナゾールと比較すると効果は低い。
注2：活性本体であるラブコナゾールの抗真菌スペクトラム。適応菌種は皮膚糸状菌（トリコフィトン属）。
注3：イトラコナゾールとテルビナフィンは投与前および投与中の定期検査は必須である。測定項目は，血算（分画含む），生化学（GOT，GPT，LDH，ALP，γ-GTP，総ビリルビン，BUN，Cre（テルビナフィン塩酸塩ではCKも））で，検査間隔はイトラコナゾールパルス療法では，各サイクル前に検査する。各サイクルの終了時は不要である。連続投与ではいずれの薬剤も，投与開始前とはじめの2回は毎月検査を行い，データに変動がなければその後は2か月ごとでよい。なお，ホスラブコナゾール投与中は定期検査は必須ではないが，定期検査を実施することを推奨する。
注4：現在データなし。検討を要する。
注5：治験データのみ。今後さらに詳細な検討が必要である。

チアに対する効果は低い。
- イトラコナゾールは抗真菌スペクトラムが広く，白癬菌にはやや効果が低いが，カンジダにもマラセチアには効果が高い。白癬菌にはテルビナフィン塩酸塩のほうが効果が高いが，カンジダやマラセチアにはイトラコナゾールのほうが効果が高い。
- イトラコナゾールは，爪白癬にはパルス療法を行うが，カンジダ症に対しては，爪カンジダ症も含めて連続投与する。マラセチア感染症に対しても連続投与する。
- ラブコナゾールの抗真菌スペクトラムは広く，白癬だけでなく，カンジダやマラセチアまで効果があるが，プロドラッグであるホスラブコナゾールの保険上の適応菌種はトリコフィトン属の白癬菌のみで，適応症は爪白癬である。

各薬剤の使用方法

1. テルビナフィン塩酸塩（先発品：ラミシール®）

1）投与法
- すべての病型に連続投与を行う。

ラシミール®錠（125 mg）　1錠　分1　食後内服　連日投与

2）検査項目
- 肝機能障害と血球減少，横紋筋融解に注意し，採血項目は，血算，GOT, GPT, γ-GTP, LDH, ALP, T.Bil, CK, BUN, Cre とする。
- 投与前，投与開始後1か月目，2か月目，その後は2か月ごとに採血を行う。
- 採血結果に多少の変動があっても一過的な変動のことが多いため，過剰に心配してすぐに中止せず投与を継続し，次の採血でさらに変化があれば，中止する。実際に中止に至る症例はわずかである。
- もともと脂肪肝などで軽度の肝機能障害がある症例でも，毎月の採血を行うことにすれば，投与することができる。

2. イトラコナゾール（先発品：イトリゾール®）

1）投与法
- 爪白癬にはパルス療法，その他の病型には連続投与を行う。イトラコナゾールは空腹では吸収が悪いため，食直後に内服する。
- 吸収を高めるため，分割投与せずに1回で投与する。ただし，パルス療法では量が多いため，分2である。

a）爪白癬（パルス療法）

イトリゾール®カプセル（50 mg）　8カプセル　分2　食直後内服
1週間内服，3週間休薬を1サイクルとして，3サイクル繰り返す

b）爪白癬以外の白癬，カンジダ症，マラセチア感染症（連続投与）

イトリゾール®カプセル（50 mg）　2カプセル（重症例では4カプセル）　分1　食直

<mark>後内服　連日投与(1日最高量は200 mgとする)</mark>

2)検査項目
- 肝機能障害と血球減少に注意する。
- 採血項目は，血算，GOT，GPT，γGTP，LDH，ALP，T.Bil，BUN，Creで，パルス療法では各サイクル前に，連続投与では投与前と1か月目，2か月目，その後は2か月ごとに行う(ただし，イトラコナゾールの連続投与は爪白癬で用いられないので，テルビナフィンほど長期に及ぶことは少ない)。
- テルビナフィンと同様に多少の変動なら注意しながら投与を継続する。

3)併用禁忌薬の確認
- 併用禁忌薬は絶対に併用しない。
- 併用注意薬も多いが，カルシウム拮抗薬だけはイトラコナゾールと併用するとカルシウム拮抗薬の効果が強く出て，浮腫や心不全につながるので原則併用しないようにする。

3. ホスラブコナゾールL-リシンエタノール付加物(先発品：ネイリン®)
- ホスラブコナゾールL-リシンエタノール付加物はプロドラッグであり経口投与後速やかに吸収され，活性本体であるラブコナゾールに変換される。

1)投与法
<mark>ネイリン®カプセル(100 mg) 1カプセル　分1　食事に関係なく内服可能　12週間連日投与</mark>

2)検査項目
- 投与前や投与中の肝機能検査の実施は規定されていないが，肝機能障害があらわれることがあるため，投与中に肝機能検査を行うほうが望ましい。
- 治験のデータより考えると，投与開始前に検査値異常がなかった症例では6〜8週目に，軽度の異常値が出た症例では4週ごとに採血するのがよい。ただし，これらの検査項目や検査間隔などについては今後使用経験が増えるなかでの検討事項である。

4. 経口抗真菌薬の後発品
- テルビナフィン塩酸塩は吸収が非常に良好であり，白癬菌に対する最小発育阻止濃度や最小殺真菌濃度も非常に低いため，白癬菌に対しては安定感のある薬剤である。
- イトラコナゾールは吸収効率が低いため，先発品には吸収を高めるための独自の製剤技術が施されている。一方後発品では成分は同じものの製剤化工程は異なるものがある。
- 以上の内容は拙著総説[1-6]で詳しく解説しているので必要により参照いただきたい。

文献

1) 常深祐一郎：イトラコナゾール，テルビナフィン．MB Derma 255：44-48，2017
2) 常深祐一郎：水虫の治療．医学と薬学 74：663-667，2017
3) 常深祐一郎：爪白癬治療は病型と重症度を考える時代に～外用薬と経口薬との使い分け～．新薬と臨床 66：946-952，2017
4) 常深祐一郎：皮膚真菌症治療における経口抗真菌薬の活用．Med Mycol J 57J：J71-J75，2016
5) 常深祐一郎：抗真菌薬．MB Derma 246：30-34，2016
6) 常深祐一郎：皮膚真菌感染症．整形・災害外科 58：1593-1602，2015

（常深祐一郎）

COLUMN

抗真菌薬含有シャンプー

安部正敏

近年，脂漏性湿疹の病態形成に，皮膚の毛包に常在する真菌である *Pityrosporum ovale* の関与が考えられている．当然，抗真菌薬外用療法が有効であるが，病変部が被髪頭部の場合，外用薬が使用しづらく，患者のアドヒアランス低下が深刻な問題となる．せっかく薬剤を処方しても，次回受診時

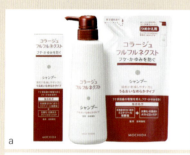
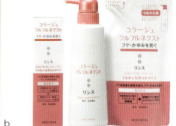
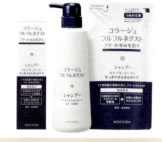

図1 コラージュフルフルネクスト
写真提供：持田ヘルスケア株式会社

製品写真は，提供いただいたメーカーのもののみ掲載しました．写真の掲載がある製品の使用を推奨するものではございません．

には一向に改善しておらず，問うと"外用薬を塗るのが面倒だった"と平然とした顔で言い放つ患者は少なくない。

外用療法のアドヒアランスを向上させるコツは様々であろうが，日常生活の習慣の1つに組み込む工夫は大変有用である．事実，尋常性乾癬においてはステロイドシャンプーが保険適用を有しており，有効性が高い．脂漏性湿疹に対しては，保険適用を有するシャンプーは存在しないが，以前よりコラージュフルフルシリーズ（持田ヘルスケア株式会社）が市販されており，脂漏性湿疹のケアに大変有用である（図1）．

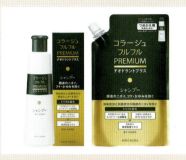

図2 コラージュフルフル PREMIUM
写真提供：持田ヘルスケア株式会社

コラージュフルフルシリーズは，日本で初めてミコナゾール硝酸塩を配合したシャンプーである．以前はシャンプーのみにミコナゾール硝酸塩が配合されていたが，のちにリンスにも配合した製品が開発されている．シャンプーとリンスには，使用感により"うるおいなめらかタイプ"（図1a, b）と"すっきりさらさらタイプ"（図1c, d）がある．近年では，従来のシャンプー・リンスに加え，男性向けにメントールが配合されたスカルプシャンプーも発売され，選択の幅が広がった．脂漏性湿疹は男性に多いことからも，特に夏場などはスッキリする洗い心地のシャンプーは重宝されよう．事実，脂漏性湿疹のケアにおいて，洗髪時に用いるアドヒアランスのよさから患者にも好評である．また，最近では，消臭有効成分としてさらに"緑茶乾留エキス"を配合したコラージュフルフル PREMIUM も開発されている（図2）．緑茶乾留エキス内に含まれるポリフェノールが消臭効果をもたらす工夫がなされている．

抗真菌薬を用いていない脂漏性湿疹用のシャンプーも多く発売されている．ノブヘアシャンプー（常盤薬品工業）には過剰な皮脂を落とす成分であるラウロイルメチルアラニンナトリウムやラウラミドプロピルベタインなどの成分が配合されている．

外用療法のアドヒアランスが悪い患者には試みる価値のある補助ケア方法であろう．

皮膚疾患の治療によく用いられる全身治療薬
抗ヒスタミン薬

> **エッセンス**
> - インペアードパフォーマンスや抗コリン作用のある鎮静性抗ヒスタミン薬は処方しない。
> - 急性蕁麻疹など速効性を期待するならTmax（最高血中濃度到達時間）の短い薬剤を選択する。
> - 皮膚瘙痒症などいつ起こるかわからないかゆみにはT1/2（血中濃度半減期）の長い薬剤を用いる。
> - 奏効しない場合は薬剤変更よりも倍量処方を考える。

抗ヒスタミン薬はどれも同じではない

- 抗ヒスタミン薬はヒスタミン受容体に結合することで奏効する薬剤で，皮膚科領域ではいわゆる「かゆみ止め」として頻用される。
- どれも同じと考えてしまいがちだがそれぞれの特徴を理解して処方すべきである。

1. 鎮静性抗ヒスタミン薬は時代遅れ

- 「抗ヒスタミン薬を内服するとよく眠れていい」「眠気があるほうがよく効く」と誤解する向きもあるが，眠れるようにするためには入眠薬を処方すべきで，抗ヒスタミン薬による眠気は好ましい睡眠を誘起しないとされている。
- 「眠気があるほうがよく効く」という風評は，実は医師が吹聴しているからだという報告もある[1]。
- しかし，危険な作業や自動車運転などに，この眠気を中心とするインペアードパフォーマンスはきわめて有害で，わが国を含め欧米のガイドラインでは「非鎮静性抗ヒスタミン薬が第一選択」というのがコンセンサスとなっている。特に添付文書上に自動車運転に関する注意喚起文が記載されている場合は医師の責任となる場合があるので注意を要する。
- 緑内障や前立腺肥大のある患者には抗コリン作用のある抗ヒスタミン薬は禁忌である。

2. 皮膚疾患に応じた抗ヒスタミン薬選択法

- 急性蕁麻疹などで速効性を期待するなら，内服後血中濃度の立ち上がりの早い，すなわちTmax（最高血中濃度到達時間）の短い薬剤を選択する。

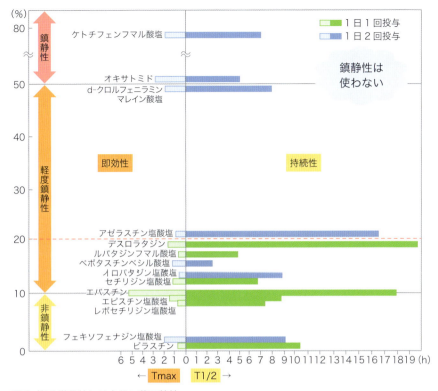

図1 第2世代抗ヒスタミン薬の特性
主な第2世代抗ヒスタミン薬のH_1受容体占拠率とTmax・T1/2の関係。
〔宮地良樹：第2世代抗ヒスタミン薬のポジショニングを考える．最新の疾患別治療マニュアル 7：13-14, 2011 より改変〕

- 一方, 皮膚瘙痒症やアトピー性皮膚炎のようにいつ起こるかわからないかゆみあるいは持続性のかゆみに対してはT1/2(血中濃度半減期)の長い薬剤を用いるのが得策である。
- 往々にして, 急性蕁麻疹の治療経験から速効性のある薬剤を「よく効く」と誤解しがちだが, 病態に応じてTmax(最高血中濃度到達時間)とT1/2(血中濃度半減期)を勘案して薬剤選択をする。
- また, 通常は1日1回投与のほうがコンプライアンスは良好であるが, これも病態に対応した処方を選択することが求められる。
- 図1にこれらの要因を含めた各抗ヒスタミン薬の特徴をまとめた[2]。

抗ヒスタミン薬処方のコツ

- 数多くある抗ヒスタミン薬の中から皮膚病態や患者のコンプライアンスを勘案して

最善の抗ヒスタミン薬を選択処方するのが重要なスキルである。

1. 処方の前にかゆみを起こさない生活指導を

- かゆみは室温や体温の上昇，飲酒などで誘発されるのでそのような誘因を排除する。かゆみによる掻破は病変を悪化させるので，薬物療法の前に局所冷却などの理学療法によりかゆみを軽減する。その後に薬物療法を考えるべきである。

2. 治療開始後数日以内に再診を

- 医師は処方後1〜2週間で再診すればいいと考えがちであるが，かゆみのある患者は数日でかゆみが改善しないとドクターショッピングをすることが多い。
- したがって，必ず数日後に再診を予約し，その状況によっては次に述べるような増量または薬剤変更を行い，迅速にかゆみを軽減することで患者に治療の成功体験を植え付ける必要がある。

3. 奏効しない場合は薬剤変更よりも倍量処方を試すべきエビデンスがある

- 蕁麻疹治療などの場合，最初の薬剤が奏効しないと薬剤を変更する向きもあるがこれには実はあまりエビデンスがない。
- むしろ倍量処方をして血中濃度を上げたほうが有用とするエビデンスがあり[3]，欧州の慢性蕁麻疹ガイドラインでは4倍量を推奨しているほどである。
- わが国では保険診療上の問題があるので倍量までにとどめるべきである。また倍量処方が可能になったのは，非鎮静性抗ヒスタミン薬が登場したためで，旧来の鎮静性抗ヒスタミン薬では考えられなかった処方パターンである。
- また，2剤併用がすぐれるというエビデンスもなく，保険診療上も薬理学的にも好ましくない。
- もし薬剤を変更する場合は，構造式の異なる薬剤群を勧める向きもある(たとえばオロパタジンを代表とする三環系構造を有する薬剤群とフェキソフェナジンやセチリジンなどを代表とするピペリジンあるいはピペラジン骨格を有する薬剤群間での変更など[4])。

文献

1) 宮地良樹，他：抗ヒスタミン薬における効果と眠気の関係について —インターネットによる患者調査— PROGRESS IN MEDICINE 27：1233-1241，2007
2) 宮地良樹：第2世代抗ヒスタミン薬のポジショニングを考える．最新の疾患別治療マニュアル 7：13-14，2011
3) Tanizaki H, et al：Comparison of the efficacy of fexofenadine 120 and 240 mg/day on chronic idiopathic urticaria and histamine-induced skin responses in Japanese populations. J Dermatolog Treat 24：477-480, 2013
4) 森田栄伸：PK/PD，薬剤構造を踏まえた抗ヒスタミン薬の使い分け．宮地良樹(編)：WHAT'S NEW in 皮膚科学 2010-2011．pp64-65，メディカルレビュー社，2010
5) 宮地良樹(編)：抗ヒスタミン薬：達人の処方箋Rx．メディカルレビュー社，2013

〈宮地良樹〉

1. 皮膚疾患治療のキホン

スキンケア

> **エッセンス**
> - スキンケアは非常に奥深い概念であり，完璧に行うには比較的稀な皮膚疾患まで理解する必要がある。
> - スキンケアとは，大まかに考えると皮膚の良好な生理機能を維持するために"洗浄"，"被覆"，"保湿"，"水分制御"を行うものである。
> - 洗浄においては，適切な洗剤の選択とともに，洗い方の指導が重要である。
> - スキンケアに用いられる保湿薬には，大きく分けてエモリエント効果とモイスチャライザー効果をもつ製品がある。
> - 水分が過剰な状態を浸軟と呼ぶ。吸水性軟膏などを用い，適切に表皮水分量をコントロールする。
> - 紫外線防御には，サンスクリーン剤をうまく使用する。サンスクリーンにはSPFとPAという指標が表示されており，目的に応じた製品を選択する。

スキンケアとは？

- 日本褥瘡学会によると，学会で使用する用語の定義・解説において，"スキンケア"は次のように記載されている。「皮膚の生理機能を良好に維持する，あるいは向上させるために行うケアの総称である。具体的には，皮膚から刺激物，異物，感染源などを取り除く洗浄，皮膚と刺激物，異物，感染源などを遮断したり，皮膚への光熱刺激や物理的刺激を小さくしたりする被覆，角質層の水分を保持する保湿，皮膚の浸軟を防ぐ水分の除去などをいう」
- 以上の要点から考えるに，"スキンケア"とは，皮膚の良好な生理機能を維持するために洗浄，被覆，保湿，水分制御を行うものとすることができる。
- ここで注意しなければならないのは，この定義においてスキンケアは，皮膚の生理機能を良好に維持するだけでなく，向上させるケアの総称とされていることである。つまり，異常な皮膚，たとえば皮膚疾患を有する患者における"スキンケア"は，あくまでその病態におかれている皮膚の生理機能を向上させるケアでなければならず，プロが行う"スキンケア"は，皮膚疾患を熟知することが求められることになる。

スキンケアの要点

- 医師が行う"スキンケア"の要点は，以下のように言い換えることができよう。
  1) 洗浄：皮膚表面に存在する異物を何らかの方法で除去する行為
  2) 保湿：皮膚表面に不足している水分を何らかの方法で補う行為
  3) 水分制御：皮膚表面に過剰に存在している水分を何らかの方法で除去する行為
  4) 被覆：皮膚表面から内部に障害を与える物質や光線を何らかの方法で遮断する行為

洗浄

1. 界面活性剤

- 皮膚を清潔に保つ行為，すなわち洗浄において，一般的には石鹸を使用する。石鹸は界面活性剤からできており，厳密には脂肪酸ナトリウムと脂肪酸カリウムのみを石鹸と呼び，それ以外を合成洗剤と呼ぶ。界面活性剤は，親水基と疎水基が結合したもので，通常混ざることのない水と油を結合させる。界面活性剤は以下の4つの作用を有し，汚れを落とす。

1) 浸透作用
- 水に界面活性剤を加えると，界面張力が下がり，水が浸入しやすくなる。

2) 乳化作用
- 油が界面活性剤の分子に取り囲まれ，小滴となる。

3) 分散作用
- 界面活性剤を加えると，細かな粒子になり，水中に散らばる。

4) 再付着防止作用
- 界面活性剤を加えると，汚れは再付着しなくなる。

2. 皮膚の緩衝作用

- 厳密な意味で，JIS規格の石鹸のpHは9〜11であり，皮膚表面のpHを大きく狂わせてしまう(図1)。通常の健康な皮膚の場合，石鹸により一過性にアルカリ性に傾いたところで皮膚は速やかにpHが回復する。これを皮膚の緩衝作用と呼ぶ。

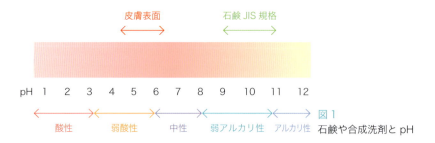

図1 石鹸や合成洗剤とpH

- また，皮膚表面の皮脂や汗などは酸性物質であり，石鹸はこれらにより大部分界面活性作用を失うことから，さらに皮膚表面へのダメージは少なくなる。
- しかし，高齢者の皮膚はその生理的特徴からもともとアルカリ側に傾いている。このため石鹸で洗浄した場合，皮脂などが少ないため弱酸性に戻りにくい。
- この観点から，最近では弱酸性ながら十分な洗浄効果を持ち，かつ皮膚表面の脂質膜に影響を与えない合成洗剤が開発されており，高齢者やアトピー性皮膚炎患者などのバリア機能が低下した皮膚には使用する価値がある。

3. 洗浄方法

- 洗浄方法は，過度に皮膚の角層を剥離するようなスポンジやナイロンタオルは好ましくない。これらでゴシゴシと擦った場合，バリア機能がさらに障害された皮膚となってしまう。もし，ごく一般的な石鹸や合成洗剤をタオルのようなもので洗浄したい場合には，摩擦の少ない日本手拭などを用いるとよい。また，手で洗うのでも十分である。
- 合成洗剤は十分泡立てて洗うとよい。少量とって泡立てると，ミセルを形成することで，汚れは落とすが皮膚に必要な皮脂膜などはそのまま保つことが可能となる。
- また，高齢者やアトピー性皮膚炎患者の皮膚に普通の石鹸を用いる場合には，十分なすすぎと洗浄後の保湿薬使用が必要である。

保湿と保護

- 保護とは，何かを皮膚に塗布して，文字どおり皮膚を健やかに保つ行為である。具体的には保湿薬塗布による水分調節とともに，サンスクリーン剤塗布による紫外線防御である。

1. 保湿薬

- 保湿薬には市販される薬品から，医療用として処方により供される外用薬，さらには入浴剤までもが含まれる。患者の好選性や嗜好に合わせて選ぶのがよい。
- 外用薬には古典的な軟膏とクリーム，ローションがある。一般に使われる化粧品がクリームやローションであるのは，軟膏に比べてべとつかず使用感がよいからである。
- スキンケアに用いられる保湿薬には，大きく分けてエモリエント効果ともモイスチャライザー効果をもつ製品がある。

1）エモリエント効果

- 皮膚からの水分蒸散を防止し，皮膚を柔軟にするという皮膚生理作用のこと。
- 皮膚に対してエモリエント効果を示すものをエモリエント剤と呼ぶ。
- 皮膚の正常な解剖学的構造を保持するために，皮膚表面で皮脂膜を補強すると考えるとよい。

2) モイスチャライザー効果
- 皮膚に水分を与えることで，皮膚バリア機能を保つ皮膚生理作用のこと。
- 皮膚に対してモイスチャライザー効果を示すものをモイスチャライザー剤と呼ぶ。
- 皮膚の正常な解剖学的構造を保持するために主に角質レベルで水分を与えることと考えるとよい。

3) 剤形
- 軟膏はワセリンやパラフィンといった油のみでできており，塗ったときにベタベタする。
- クリームは水と油を，界面活性剤により混合したものである。油中水型は，ヒルドイド®ソフト軟膏やパスタロン®ソフト軟膏などがこれにあたる。他方，水中油型はヒルドイド®クリームやパスタロン®クリームなどがあり，加湿効果に優れている。親水クリームは，基剤そのものがハンドクリームとして用いられる。
- 一方，市販品では油そのものも存在する。つばき油やオリーブ油などはその代表である。極論を言えば，調理用のサラダ油であっても，解剖学的に皮膚表面にエモリエント効果をもたらすこととなる。

4) 種類
- 処方可能薬のうち，基剤として用いられるワセリンやプラスチベースは，油を皮膚表面に補うものであるので，優れたエモリエント効果が期待できる。安価で市販もされているため，在宅現場でも使いやすい。
- ヒルドイド®などのヘパリン類似物質含有外用薬は，モイスチャライザー効果が期待でき保湿効果が高く，有効性が高い。剤形も豊富で，ローションがあり使用感も良好である。
- パスタロン®などの尿素軟膏含有外用薬もモイスチャライザー効果が期待でき保湿効果が高い。一般向けにOTC製剤として市販もされている。
- セラミド含有外用薬は優れたモイスチャライザー効果が期待でき，保湿のメカニズムに沿った外用薬といえる。剤形も豊富であり，貼付剤もある。ただし，保険適用がないためコストがかかる。
- 保湿目的の入浴剤も開発されている。入浴により保湿効果が得られるため，極めて手軽であり，患者の負担も少なくて済む。しかし，保険適用がないためコストがかかる。

5) 塗布するタイミング
- 保湿剤を塗布する時間も重要である。可能であれば入浴後15分以内に外用するのが浸透の面から有利である。

6) 使用量
- 使用量に関しては，一般的なステロイド軟膏に比較し，若干多めに塗る。具体的に

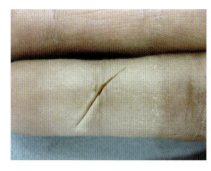

図2 浸軟した皮膚

は軟膏であればグリーンピース大を2個分，ローションであれば10円玉1個分を患者の手掌2枚分の範囲に，皮溝に沿って横方向に塗布するのがポイントである。

2. 水分除去

- 他方，表皮に水分が過大に貯留した状態が浸軟である。浸軟した皮膚は，光の屈折により白色にみえる(図2)。
- 浸軟した皮膚においては，角層を中心とした表皮の構造に障害が生ずるほか，顆粒層由来の抗菌ペプチドなどが減少する結果，バリア機能において脆弱な皮膚となる。この場合，吸水性軟膏や，ステロイド外用薬などを適切に用い水分除去を図る必要がある。
- つまり，スキンケアにおいては，表皮における適切な水分を保つことが肝要であり，徒に保湿のみを重要視してはならない。

被覆

1. 紫外線

- 太陽から降り注ぐ光は，連続波長からなりその波長によって光学特性やヒトに与える影響も異なる。
- 紫外線は，可視光(380〜780 nm)より波長が短く，赤外線は，波長が長いものを指す。
- 一般に波長が短いほどエネルギーは高く，生物学的毒性が高くなる。皮膚のスキンケアにおいて重要な光は，皮膚傷害性作用が強い紫外線である。
- 長波長であるUVAは，さらに長波長側340〜400 nmのUVA1と短波長側320〜340 nmのUVA2に分けられる。
- UVAは波長が長いため，皮膚においてはより深層まで届く。また，雲も容易に通過するため，晴天の日のみ防御すればよいというものではない。
- UVAに比較し，より短波長のUVBは，表皮細胞のDNAや細胞膜を破壊することで，皮膚に炎症を惹起する。これにより皮膚が赤くなる(サンバーン)，メラニン色

素が誘導され褐色になる(サンタン)などの変化を惹起する．さらに，長期的にUVB曝露を繰り返すことで，発癌をきたす．
・UVCは，UVBよりもさらに強力な紫外線であり，殺菌などにも用いられる．通常，オゾン層で吸収されるため地表には届かない．

2．紫外線防御

紫外線防御には，サンスクリーン剤(→46頁)を上手く使用することが重要である．サンスクリーンにはSPFとPAという指標が表示されている．

1) SPF

・SPFとはUVBをどれだけカットできるかを示した指標である．最小紅斑量という紅斑を誘起するために要する最小の光線照射量を基準として，サンスクリーン未塗布部と塗布部の比から求めたものである．
・現在，わが国ではSPFは最高50までしか表示できない．
・SPFは概ね20〜30程度で十分であるとされる．

2) PA

・PAとはUVAカットの指標である．紫外線照射直後からメラニンの酸化で起こる即時型黒化反応を指標として検定したものである．
・＋，＋＋，＋＋＋，＋＋＋＋と表示され，普通の生活ではせいぜい＋＋〜＋＋＋程度で十分である．
・サンスクリーンの上手な使用法は，自分の皮膚や嗜好に合った製品を選択し，こまめに塗りなおすことである．

文献

1) 安部正敏：たった20項目で学べるスキンケア．学研メディカル秀潤社，2016
2) 安部正敏：たった20項目で学べる皮膚疾患．学研メディカル秀潤社，2015
3) 安部正敏：たった20項目で学べる外用療法．学研メディカル秀潤社，2014
4) 内藤亜由美，安部正敏：スキントラブルケアパーフェクトガイド．学研メディカル秀潤社，2011

(安部正敏)

アトピー性皮膚炎

> **エッセンス**
> - 顔面と体幹・四肢に分けて外用薬を選択する。顔面には強いステロイド外用薬を使用しないよう特に留意する。
> - 年齢および重症度(軽症，中等症，重症，最重症)に応じて治療を行う。
> - ステロイド外用薬，タクロリムス軟膏，抗ヒスタミン薬内服で効果が乏しいときには，入院治療や紫外線療法，免疫抑制薬，生物学的製剤を含めた専門的な治療を考慮する。

処方のスタンダード

- 「アトピー性皮膚炎診療ガイドライン 2018」に準拠した治療を行う(図1)。
- ステロイド外用薬，タクロリムス軟膏，抗ヒスタミン薬内服などにより病勢をコントロールすることを目標とする(図2)。
- ステロイド外用薬は効果から5段階に分類される(→16頁)。重症度に見合ったランクの外用薬を用いる。その際に，年齢，皮疹の部位を考慮する。
- 重症度に応じて寛解導入療法を行い，軽快後は寛解維持療法を行う(図1)。

第一選択

1) 軽症〜最重症のすべての重症度に共通するもの

- 軽症から最重症を通して保湿薬，保護薬の外用を行う。
- 外用量は，第2指の先端から第1関節部までチューブから押し出された量が手掌2枚分の面積に対する適量である(1 FTU → 90 頁)。この量を外用すると皮膚がしっとりとする。

1) ヒルドイド® ソフト　1日1〜数回　塗布
2) プロペト®　1日数回　塗布

- 湿疹病変には重症度に見合ったランクのステロイド外用薬を用いる。後述するように年齢，皮疹の部位を考慮して使用。
- タクロリムス軟膏は，2〜15歳は小児用0.03％を，16歳以上は成人用0.1％を用いる。なお，2歳未満では使用しない。
- 成人用0.1％を外用し，刺激感のために外用が困難な場合には小児用0.03％を試すのも一法。

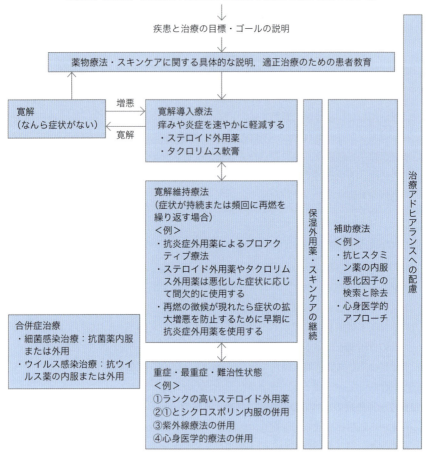

図1 アトピー性皮膚炎の診断治療アルゴリズム
〔加藤則人，他：アトピー性皮膚炎診療ガイドライン2018，日皮会誌 128：2431-2502, 2018 より〕

1) プロトピック®軟膏0.1%　1日1～2回　塗布
2) プロトピック®軟膏0.03%小児用　1日1～2回　塗布
・抗ヒスタミン薬は必要に応じて使用するが，中等症以上では基本的に内服．
1) ルパフィン®錠(10 mg)　1錠　分1　就寝前
2) ビラノア®錠(20 mg)　1錠　分1　空腹時

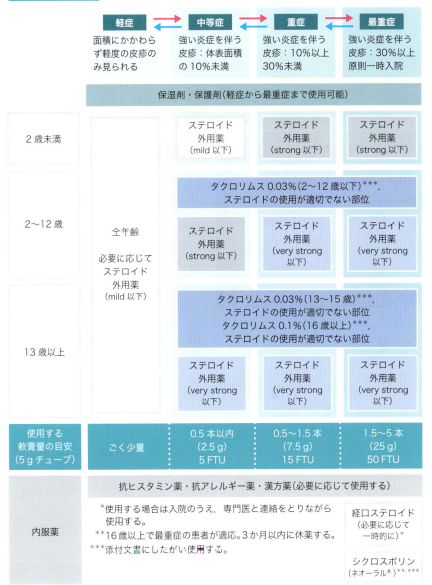

図2 アトピー性皮膚炎の薬物療法
(一般社団法人日本アレルギー学会：アレルギー総合ガイドライン2016, p325, 協和企画, 2016より)

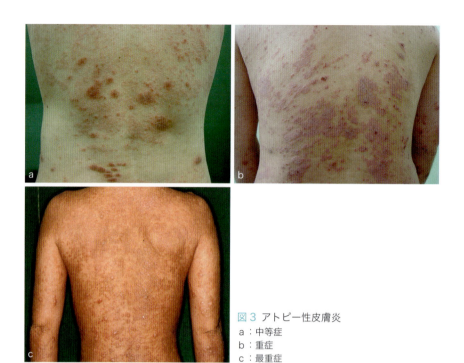

図3 アトピー性皮膚炎
a：中等症
b：重症
c：最重症

2) 軽症(面積にかかわらず軽度の皮疹のみみられる)
・保湿薬，保護薬の外用を基本とする。
・湿疹病変が出現したとき，あるいはかゆみが生じたときなど必要に応じてmild以下の弱いステロイド外用薬を塗布。

3) 中等症(強い炎症を伴う皮疹：体表面積の10％未満)(図3a)
・2歳未満ではmild以下のステロイド外用薬を用い，タクロリムス軟膏は使用しない。
・2～12歳ではstrong以下のステロイド外用薬を選択する。タクロリムス軟膏は0.03％の小児用を使用。
・13～15歳ではvery strong以下のステロイド外用薬，タクロリムス軟膏0.03％を用いる。
・16歳以上もvery strong以下のステロイド外用薬を用い，タクロリムス軟膏は0.1％を用いる。

4) 重症(強い炎症を伴う皮疹：体表面積の10～30％)(図3b)
・中等症とほぼ同様ではあるが，ステロイド外用薬は2～12歳でもvery strongまで用いる。

・また，2歳未満でも strong クラスのステロイド外用薬を用いる。

5) 最重症(強い炎症を伴う皮疹：体表面積の 30% 以上)(図 3c)
・原則として一時入院が望ましい。
・必要に応じて免疫抑制薬(シクロスポリン)内服，短期間のステロイド内服治療を行う。

6) 既存治療で効果不十分なアトピー性皮膚炎
・ステロイド外用薬やタクロリムス外用薬などの抗炎症外用剤による治療を行っても十分な効果が得られない場合は生物学的製剤による治療を考慮する。

> 次の 1 手

・免疫抑制薬(シクロスポリン)内服，生物学的製剤(デュピルマブ)の使用を考える。
・日常生活において悪化因子，増悪因子がないかを検討。

1) 寛解導入療法と寛解維持療法
・上記いずれの重症度においても，まずは炎症とかゆみをすみやかに軽減する必要がある。
・上記治療のために，年齢と重症度，皮疹の部位を考慮して外用，内服を選択する。
・皮疹，症状が軽快したら，プロアクティブ療法，すなわちステロイド外用薬やタクロリムス軟膏を間欠的に使用するようにする。
・プロアクティブ療法は，再燃を繰り返す皮疹に対して，ステロイド外用薬やタクロリムス軟膏により速やかに炎症を軽減し寛解導入した後に，保湿外用薬によるスキンケアに加え，ステロイド外用薬やタクロリムス軟膏を定期的に塗布し，寛解状態を維持する治療法である。

2) 治療の効果判定
・下記を総合的に判定する。
　1) 湿疹病変の重症度
　2) かゆみの評価(Visual Analogue Scale)
　3) 血清 TARC (thymus and activation-regulated chemokine) 値，血清 LDH 値，末梢血好酸球数
・血清 TARC はアトピー性皮膚炎の重症度に一致して上昇し，病勢を最も鋭敏に反映する。

治療に難渋したとき～専門医への紹介のタイミング
・図 1 の重症・最重症・難治性状態では皮膚科医への紹介が望ましい。

1) 重症・最重症アトピー性皮膚炎
・全身に湿疹病変があり，外用療法のみでは対応できないことが予想される場合。
・入院治療が必要と考えられる場合。

2)ステロイド外用薬,タクロリムス軟膏,抗アレルギー薬内服を用いた通常の治療で反応しない場合
・免疫抑制薬(シクロスポリン),生物学的製剤による治療が必要な場合。

3)カポジ水痘様発疹症,伝染性膿痂疹など皮膚感染症の合併
・湿疹病変に水疱や膿疱,痂疲などの皮疹を伴い,湿疹だけでなく皮膚感染症に対する治療が必要な場合。

文献

1) 加藤則人, 他:アトピー性皮膚炎診療ガイドライン 2018. 日皮会誌 128:121-155, 2016
2) 一般社団法人日本アレルギー学会:アレルギー総合ガイドライン 2016. pp283-340, 協和企画, 2016

(天野博雄)

接触皮膚炎

> **エッセンス**
> - 接触皮膚炎はいわゆる"かぶれ"のことで，パッチテストを行って原因を特定し，除去することが治療の前提である。
> - 急性期で問診上かぶれの原因が明らかに特定できる場合には，症状や部位に合わせた治療を選択する。
> - 慢性的に経過している症例では，接触皮膚炎と診断すること自体が難しく，皮膚科医への紹介が必須。
> - 慢性期で原因が特定できた症例では，長く湿疹病変が続きバリア機能が低下している場合も多く，保湿外用薬を用いたスキンケアや瘙痒のコントロールが必要。

処方のスタンダード

・原因となった接触原因を除去することが最も効果のある治療につながるため，「接触皮膚炎診療ガイドライン」の中の治療アルゴリズム(図1)を参考にして診療を進める[1]。

第一選択

・パッチテストを行って原因を特定したうえで，症状の強い場合と弱い場合，部位によってステロイド外用薬のランクを選択し，必要な場合にはステロイドの内服薬を併用する。

1) 局所外用療法

・顔面・頸部・陰部：weak から mild クラスのステロイド外用薬を用いる。

ロコイド®軟膏　1日2回　塗布

・体幹・四肢：strong から very strong のステロイド外用薬を用いる。

1) メリアデルム®軟膏　1日2回　塗布
2) リンデロン®V軟膏　1日2回　塗布

・手掌・足底・頭皮：very strong から strongest のステロイド外用薬を用いる。

1) マイザー®軟膏　1日2〜3回　塗布
2) デルモベート®軟膏　1日2〜3回　塗布

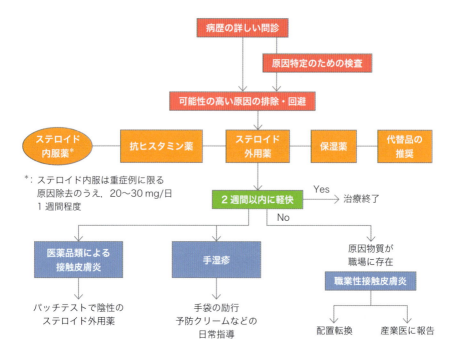

図1 接触皮膚炎診療ガイドライン治療アルゴリズム
〔高山かおる,他:接触皮膚炎診療ガイドライン.日皮会誌 119:1757-1793, 2009 より改変〕

2)全身療法

- 外用薬での症状のコントロールがつかず接触範囲を越えて症状が拡大している場合にはステロイドの内服薬(プレドニゾロン 20〜30 mg/日)を 2 週間程度の短期間併用する。

プレドニン®錠(5 mg)　4〜6 錠/日　分 1　朝食後

次の一手

- 瘙痒が強い場合には抗ヒスタミン薬を併用。

ビラノア®　1 錠/日　分 1　空腹時

- 慢性的に経過して,経過の長くなった皮膚症状には保湿外用薬を併用。

親水クリーム　1 日 1〜2 回　塗布

- 経過が長く,外用薬と抗ヒスタミン薬の内服でよくならない場合に,光線療法が奏効することもある。

治療に難渋したとき〜専門医への紹介のタイミング

- 下記の場合は皮膚科医に紹介する。

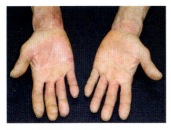
図2 職業性接触皮膚炎
レジンが原因の例。

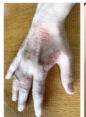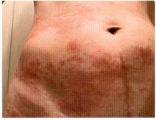
図3 手の症状から体にひろがった接触皮膚炎症候群
ウルシの箸が原因の例。

1) 接触皮膚炎の可能性を疑い，パッチテストが必要と判断するとき
   特に職業性(図2)の場合には，職を続けることができるかどうかの判断が必要なことがあり，原因の特定は重要。
2) 外用薬で皮疹の拡大がみられ，全身のステロイド内服加療が必要と判断されるとき(図3)
3) 2週間程度の湿疹へのステロイド外用薬による加療で改善しないとき
4) 顔面の難治性の皮疹で，酒皶や脂漏性皮膚炎との鑑別や合併を疑うとき

文献

1) 高山かおる，他：接触皮膚炎診療ガイドライン．日皮会誌 119：1757-1793，2009

（高山かおる）

2. 湿疹・皮膚炎群

脂漏性湿疹

> **エッセンス**
> - 成人例においてはステロイド外用薬が第一選択となる。ただし，病変部位に応じた強さの使い分けが必要。
> - 治療が長期にわたる場合には抗真菌薬も有効。効果発現はステロイド外用薬に比較し遅いが，局所副作用が少ない。
> - 維持療法としてのスキンケアは重要であり，特に過剰な皮脂を洗い落とす目的で，石鹸やシャンプー・リンスを使用した保清に心がける。
> - 乳児例の場合，まずはスキンケアを重視する。痂皮は親水クリームやオリーブ油を用いて除去し，その後洗浄する。

処方のスタンダード

- 治療のスタンダードは外用療法である。成人例ではステロイドによる外用療法を行う。
- 紅斑が目立たず，瘙痒などの自覚症状が強くない場合には**イミダゾール系抗真菌ローション**を選択する。ステロイドに比較し，長期に使用しても問題が少ない。

第一選択

1) 被髪頭部

- 被髪頭部においては，塗布が容易でアドヒアランス維持が期待できるステロイドローションを第一選択とする。特に紅斑など炎症症状があり，瘙痒を訴える例には著効する(図1)，その強さは症状により判断すべきであるが，まずは弱めのmildランクから開始するとよい。ただし，効果があるからといって漫然と使用してはならない。

リドメックス®ローション　1日2回　塗布(頭)

- 瘙痒が強い場合

アンテベート®ローション　1日2回　塗布(頭)

- 被髪頭部において，鱗屑いわゆるフケが主症状であり，紅斑が目立たず，瘙痒などの自覚症状が強くない場合には**イミダゾール系抗真菌ローション**を選択する(図2)。

ニゾラール®ローション　1日2回　塗布(頭)

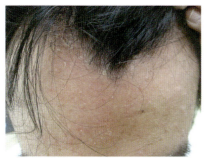
図1 炎症症状が強い成人脂漏性湿疹

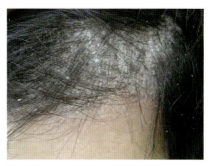
図2 鱗屑が目立つ成人脂漏性湿疹

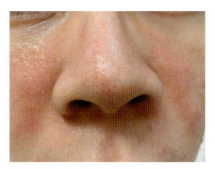
図3 顔面に生じた成人脂漏性湿疹

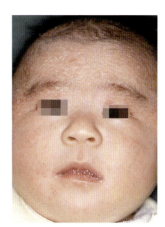
図4 乳児脂漏性湿疹

2) 顔面・外陰部

- 顔面や外陰部においてはステロイド軟膏を第一選択とする(図3)。夏場などを中心に，患者が軟膏のべたつき感を訴える場合には，塗布が容易でアドヒアランス維持が期待できるクリーム剤やローション剤でもよい。強さは，顔面における吸収を考え，mild ランクまでとすべきである。

ロコイド®軟膏　1日2回　塗布(顔)

顔面や外陰部においても鱗屑が主症状で，瘙痒などの自覚症状が強くない場合にはイミダゾール系抗真菌クリームを選択する。

ニゾラール®クリーム　1日2回　塗布(顔)

3) 体幹

- 体幹においてはステロイド軟膏を第一選択とする。夏場などを中心に，患者が軟膏のべたつき感を訴える場合には，塗布が容易でアドヒアランス維持が期待できるク

リーム剤やローション剤でもよい。強さは，短期間であれば比較的強いレベルを用いても差し支えないが，症状の軽減とともに適時レベルダウンする。

ネリゾナ®軟膏　1日2回　塗布(体)
・瘙痒が強い場合

アンテベート®軟膏　1日2回　塗布(頭)
・体幹においても鱗屑が主症状で，瘙痒などの自覚症状が強くない場合にはイミダゾール系抗真菌クリームを選択する。

ニゾラール®クリーム　1日2回　塗布(体)

4) ステロイド外用薬と抗真菌外用薬の交互作用
・紅斑，瘙痒とともに鱗屑がみられる場合，ステロイド外用薬と抗真菌外用薬の両者を使用するが，外用アドヒアランス向上目的で，両者を交互に使用するように指導するとよい。
・本症は外用療法により改善がみられても，皮膚症状が長期間完全に消褪することは少ない。維持療法として週末のみ抗真菌外用薬を使用することで，アドヒアランスの向上を図ることができる。

5) 乳児
・乳児例の場合，まずはスキンケアを重視する(図4)。痂皮は親水クリームやオリーブ油を用い除去し，その後可能な限り刺激性の少ない石鹸で洗浄する。液体石鹸の場合，少量をとり十分泡立てて洗うことが重要である。また，紅斑などの炎症所見がある場合，ステロイド軟膏を用いる。ただし，乳幼児は皮膚の厚さが薄く，吸収もよいので，強さは mild ランクまでとすべきである。

6) 生活指導
・本疾患は特に成人例の場合長期間にわたる場合もあるので，生活指導も重要である。皮脂を洗い落とすための保清指導が重要である。しかし，あまりに洗浄を強調しすぎると石鹸を過剰に使用することにより，逆にドライスキンとなる場合もあるので注意が必要である。シャンプー・リンスは適切な製品を使用すべきであるが，最近では抗真菌薬を配合した製剤などが登場しておりケアに有用である(→66頁)。

1) コラージュフルフルネクストシャンプー，コラージュフルフルネクストリンス　1日1回　洗髪時(頭)

2) コラージュフルフルリキッドソープ　1日1回　洗浄時(顔，体)

次の一手
・ビタミン B_2, B_6 の内服を行うことがある。経験的に有用性が知られているが，エビデンスに乏しい。
・瘙痒制御の目的で抗ヒスタミン薬を用いることがある。最近は鎮静作用の少ない新世代の抗ヒスタミン薬が使用可能であり(→68頁)，特に高齢者にも比較的安全に

使用可能である。
- 難治例にはタクロリムス外用薬が効果をもたらす場合がある[1]。タクロリムスには抗炎症効果に加え，抗真菌作用がありその有効性が理解できる。ただし，本邦では保険適用はない。

治療に難渋したとき〜専門医への紹介のタイミング
- 下記の場合には皮膚科医に紹介する

1)診断がつかないとき
- 脂漏性湿疹は時に尋常性乾癬との鑑別が困難な場合がある。また，外陰部では皮膚表在性真菌症との鑑別も必要。

2)スタンダードな治療で改善しないとき
- 特に乳児例は自然治癒が期待できる疾患であるため，1歳を過ぎても治癒しない場合には必ず皮膚科医へ紹介すべきである。

3)スキンケアの指導ができないとき
- 適切なスキンケアを行わなければ，本症の治癒は望めない。

文献

1) Clark GW, et al: Diagnosis and treatment of seborrheic dermatitis. Am Fam Physician 91: 185-190, 2015

（安部正敏）

2. 湿疹・皮膚炎群

皮脂欠乏性湿疹

> **エッセンス**
> - 治療として保湿薬を処方するが，選び方にはコツがある。
> - 保湿薬の塗り方の指導も大切。
> - 皮膚が乾燥しない生活環境を整える。
> - 外用療法や生活指導を行っても改善しない場合は，他の疾患を考える。

処方のスタンダード

・皮膚を乾燥させないことがポイント。そのためには，保湿薬を正しく塗ること，乾燥しない環境を作ることが大切である。

第一選択

・まず保湿薬(薬剤名は「保湿薬の選び方のポイント」を参照)を処方して，皮膚の乾燥状態を改善させる。
・塗るタイミングは，入浴後できるだけすぐに行う。入浴直後は角質中の水分量が多くなっているので，薬剤の吸収がよく，保湿薬の伸びもよい。
・塗る量は，1 FTU(finger tip unit，図1)の量(約0.5 g)が，手のひら2枚分(体表面積の約2％)を外用するのに適量とされていることを目安に考える。乾燥症状が強いときは，この使用量を指導することで，早く改善できる。
・塗り方は，強く擦り込まないこと。やさしく肌になじませるように塗る。
・乾燥症状が強い場合は，朝起きたときや日中も塗ると保湿効果が上がる。
・きちんと保湿ケアをすると，数日で乾燥症状は改善してくる。

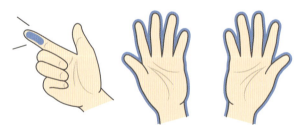

図1 1 FTU(finger tip unit)の量が，手のひら2枚分の目安

1. 保湿薬の選び方のポイント

1) 形状別

①乳液・ローションタイプ

- ヒルドイド®ローション，ビーソフテン®ローションなど。伸びがよいので使いやすい。乾燥が軽度のとき(図2a)，日中気になったときなどに使用する。

②クリーム・軟膏タイプ

- ヒルドイド®クリーム，吸水クリーム，プロペト®など。保湿効果は高いが，多少べたつく。夜寝る前にたっぷり塗る。乾燥が強い部分にスポット使いでもいい。

③泡状タイプ

ヒルドイド®フォーム，ヘパリン類似物質外用泡状スプレーなど。伸びがよく，広い範囲に塗りやすい。シュッと泡で出てくるので，乳幼児にも使いやすい。

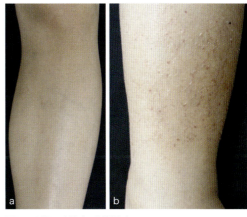

図2 下腿の皮脂欠乏性湿疹
a：軽症例
b：かゆみを伴う重症例

2) 成分別

①ヘパリン類似物質(ヒルドイド®，ビーソフテン®など)

- 保湿効果・血行促進効果と水分を吸着することによる保湿持続効果がある。全身どこでも使用できる。まれに火照りや赤みが出ることがある。

②尿素(ケラチナミン®，パスタロン®など)

- 角質を溶解させる働きと保湿効果がある。手のひらや足の裏，肘・膝など角質化してカサカサしているときに効果的。ただし，傷や唇や目元など皮膚の薄い部分は刺激になるので使用しないこと。

③ワセリン(プロペト®など)

- 油分による保湿で，刺激は少ない。油分を補いたいとき使用する。べたつき感が強く，若干熱がこもる感じがある。

次の一手

- 保湿薬を使用することでかゆみが生じた場合は，他の保湿薬に変更してみる。
- 乾燥対策の生活指導を行う。指導書(図3)を作って患者に渡すとわかりやすい。

1. ステロイド併用

- 乾燥が高度でかゆみを伴う場合(図2b)は，保湿薬にステロイド外用薬を併用する。

お肌のお手入れ方法

早く病気を治すため、次のことをお守りください

お薬を塗るタイミング

1日1回のとき…入浴後が一番効果的です
- 入浴後は皮膚が水分を含んでいて、お薬をとても吸収しやすいので、なるべくすぐに塗るのがポイント

その他、朝起きたとき、外出から帰ってきたとき
- 汗などで皮膚が汚れている場合、濡れタオルでふいてから塗りましょう
- 日中でも皮膚が乾燥が気になるときには、適宜塗ってください

お薬の塗り方

まず、全体に「保湿薬」を塗ります
- 手全体になじませるように塗るのがポイント

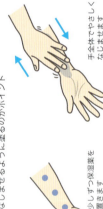

少しずつ保湿薬を置きます

手全体でやさしくなじませます

その後、ひどいところに「ステロイド」を重ねて塗ります
- 指先で少しずつ塗るのがポイント

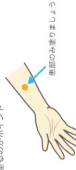

患部のみ塗りましょう

体の洗い方

泡立てた石鹸で、手か軟らかいタオルでやさしく洗ってください
ナイロンタオルやアカスリは、使用しないでください

○ コラージュスキンクリアソープ
○ ディーバスソープ
○ シャボン玉せっけん
○ コラージュD乾性肌用石鹸

体のふき方

軟らかいタオルで、やさしく押さえるようにふいてください

○ Fleepパイル＆スムースハンカチ

痒くならない入浴方法

温　度：42℃で皮膚のかゆみセンサーが働いてかゆくなります
　　　　39〜40℃が理想です

時　間：ぬるま湯でしたら、ゆっくりつかって大丈夫です
　　　　少々熱めのお湯の場合は、やや短めにしましょう

シャワー：42℃をこえないように、やさしく浴びます
　　　　強い水圧で長い時間シャワー浴びてはダメです

肌着と洗剤

肌　着：肌にあたる部分は、絹素材がおすすめ
　　　　化学繊維や機能性肌着は、避けて下さい
　　　　○ Fleepインナー（陸前高田市で縫製　軟らかく肌にやさしい）

洗　剤：石鹸からできているものがおすすめ
　　　　合成洗剤に香料入り、柔軟剤は、避けてください
　　　　○ シャボン玉スノール（北九州で製造　安全で肌にやさしい）
　　　　○ バックスナチュロン

ご不明な点は診察時にお気軽にご相談ください

野村皮膚科医院

図3　お肌のお手入れマニュアル

1)ステロイド外用薬の選び方のポイント
- 剤形は，最も刺激の少ない軟膏タイプを選ぶ．
- 強さは，かゆみが出始めた段階では strong クラス(リンデロン®，メサデルム®など)，かゆみや赤みがひどい場合は very strong クラス(マイザー®，アンテベート®など)を使用する．
- かゆみや赤みが改善したら使用を止め，長期間使用しないように注意する．

2．部屋の乾燥を防ぐ
- 室内の湿度を 50〜60％に保つようにする．エアコンやホットカーペット・電気毛布を長時間つけっぱなしにしない，加湿器を使う，濡れタオルや洗濯物を室内に干す，枕元におしぼりを置くなど，具体的に指導する．

3．入浴方法
- 40℃ 程度のお湯の湯船につかる．シャワーを浴びる場合は，強く当てると皮脂がそぎ落とされ乾燥するので，やさしく浴びること．低刺激の石鹸を泡立てて，やさしく体を洗う．かゆみの強い部分は，石鹸は避けたほうがよい．入浴後は，清潔な軟らかいタオルで包み込むように，そっと水分を拭きとり，すぐに保湿ケアをする．

4．衣類
- 化繊やウールなど，ちくちくする素材が直接肌に当たらないようにする．肌に当たる部分は綿か絹の肌着が望ましい．
- 皮膚表面の角層は 2 週間で生まれ変わるため，肌に合う保湿薬やステロイド外用薬を使用し，生活指導を行えば，通常 2 週間くらいでかゆみは改善してくる．

治療に難渋したとき〜専門医への紹介のタイミング

- 下記の場合は，皮脂欠乏性湿疹の重症例のほか，アトピー性皮膚炎や接触皮膚炎などのアレルギー性疾患，魚鱗癬などの遺伝性皮膚疾患，疥癬などの感染症，蕁麻疹など，別の皮膚疾患の可能性もあるため，必ず皮膚科医に紹介してほしい．
  1)保湿薬を変更したりステロイド外用薬を併用して 2 週間経過しても，症状が改善しないとき
  2)かゆみが強くて，無意識に掻いてしまったり，夜起きてしまうとき

(野村有子)

手湿疹

> **エッセンス**
> - 原因となる接触アレルゲンや刺激因子を見つけて除去する。
> - 水仕事を行う場合は，保護手袋の着用を指導する。
> - 症状が軽快したら，ステロイド外用薬のランクダウンを検討する。

処方のスタンダード

- 手湿疹の病態を十分理解し「手湿疹診療ガイドライン」[1]に準拠した治療を行う(図1)。

第一選択

- 軽症から中等症は，詳細な問診や職業歴の聴取により原因となる接触アレルゲンや刺激因子を除去する。
- 保湿薬や保護手袋を用いたスキンケアを含めた生活指導をしたうえで，strong クラスのステロイド外用薬を処方する。
- 4週間程度経過を観察し，改善するときはステロイド外用薬のランクを下げて断続的に使用する。
- 軽快しないときはスキンケアや外用薬のコンプライアンスを確認後，ステロイド外用薬を very strong に上げて，抗ヒスタミン薬内服を併用する。

1) ヒルドイド®ソフト軟膏　1日数回　両手に塗布
2) リンデロン®V軟膏またはエクラー®軟膏　1日2回　両手に塗布

- ヒルドイド®ソフト軟膏はクリーム基剤のため亀裂やびらんを伴う場合は刺激となりうる。刺激を訴える場合は，白色ワセリンやプロペト®などの軟膏基剤に変更する。
- 上記1)2)で軽快しないとき，下記3)〜5)を併用。

3) ヒルドイド®ソフト軟膏　1日数回　両手に塗布
4) マイザー®軟膏またはアンテベート®軟膏　1日2回　両手に塗布
5) アレグラ®錠60 mg　2錠　分2　朝・夕食後内服

- 手指の亀裂に対しては，テープ基剤のステロイド外用薬を用い，浸軟により症状の悪化を助長する絆創膏の使用は避けるように指導する。

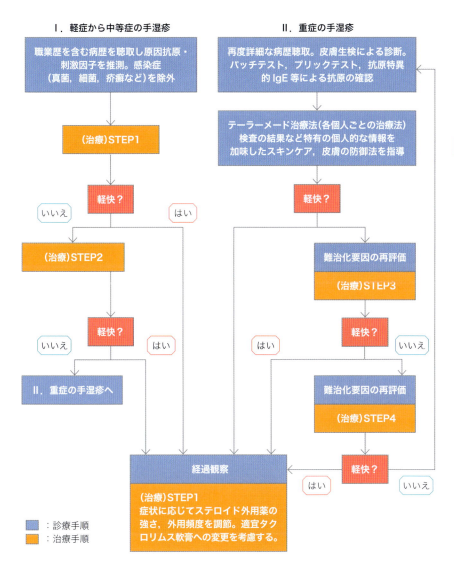

図1 日本皮膚科学会手湿疹診療アルゴリズム
(高山かおる,他:手湿疹診療ガイドライン.日皮会誌 128:385, 2018 より)

> 次の一手

・改善しても保湿薬の外用や保護手袋の着用は継続する。
・職業上，保護手袋を着用できない場合は，ハイテウルプロテクトスキンクリーム（ポーラファルマ）などのシリコン配合のクリーム（非医薬品）の塗布を指導する。

治療に難渋したとき〜専門医への紹介のタイミング

・very strong のステロイド外用薬を塗布しても改善しない場合は以下の理由により皮膚科医に紹介する。
　1）アレルゲンが除去しきれてない可能性があるので，パッチテストなどで原因の検索をするため
　2）ステロイド外用で増悪する疾患（真菌症や疥癬など）を除外するため

> 文献

1）高山かおる，他：手湿疹診療ガイドライン．日皮会誌 128：367-386，2018

（石橋昌也）

2. 湿疹・皮膚炎群

乳児湿疹

> **エッセンス**
> - 乳児期の湿疹として脂漏性皮膚炎, アトピー性皮膚炎, 接触皮膚炎などを想定。
> - 脂漏性皮膚炎は頭部や前額部など皮脂の分泌が多い部位に好発。
> - アトピー性皮膚炎の家族歴がある場合や難治性の場合は, アトピー性皮膚炎の可能性が高く, 皮膚科や小児科への紹介を考慮。
> - かゆみが強い場合には脂漏性皮膚炎よりアトピー性皮膚炎の可能性が高い。

処方のスタンダード

- 乳児湿疹の定義は明確ではないが, 乳児期に起こる湿疹すべてを乳児湿疹と呼び, その中には脂漏性皮膚炎, アトピー性皮膚炎, 接触皮膚炎などが含まれる。
- 脂漏性皮膚炎では, あまりかゆみはなく, 被髪頭部や眉毛部, 前額に黄色調の痂皮が付着し, 時に紅斑鱗屑をみる(図1)。
- 脂漏性皮膚炎では, 石鹸やシャンプーを用いて患部を洗い清潔に保つ。症状が強い場合はロコイド®やリドメックス®などのmediumクラスのステロイド外用薬を使用する。
- アトピー性皮膚炎では, 症状が頬を中心とした顔, 頭などに始まり, 悪化すると首回りから体幹, 四肢に拡大。
- 難治性の場合は, アトピー性皮膚炎の可能性を念頭に置き, 診断基準を確認(表1)。
- アトピー性皮膚炎では, 炎症の程度にもよるが, 通常はmediumクラスのステロイド外用薬を使用。
- かゆみの有無は脂漏性皮膚炎とアトピー性皮膚炎の鑑別に有効。

> **第一選択**

- 脂漏性皮膚炎は経過とともに自然に改善することが多い。かゆみはほとんどない

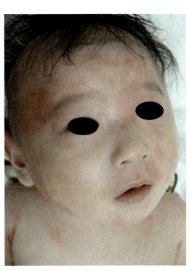

図1 乳児湿疹

表1 アトピー性皮膚炎の定義と診断基準

アトピー性皮膚炎の定義（概念）
アトピー性皮膚炎は，増悪・寛解を繰り返す，瘙痒のある湿疹を主病変とする疾患であり，患者の多くはアトピー素因を持つ．
アトピー素因：①家族歴・既往歴（気管支喘息，アレルギー性鼻炎・結膜炎，アトピー性皮膚炎のうちいずれか，あるいは複数の疾患），または② IgE 抗体を産生しやすい素因．

アトピー性皮膚炎の診断基準
1. 瘙痒
2. 特徴的皮疹と分布
　①皮疹は湿疹病変
　・急性病変：紅斑，湿潤性紅斑，丘疹，漿液性丘疹，鱗屑，痂皮
　・慢性病変：浸潤性紅斑・苔癬化病変，痒疹，鱗屑，痂皮
　②分布
　・左右対側性
　　好発部位：前額，眼囲，口囲・口唇，耳介周囲，頸部，四肢関節部，体幹
　・参考となる年齢による特徴
　　乳児期：頭，顔にはじまりしばしば体幹，四肢に下降．
　　幼小児期：頸部，四肢関節部の病変．
　　思春期・成人期：上半身（頭，頸，胸，背）に皮疹が強い傾向．
3. 慢性・反復性経過（しばしば新旧の皮疹が混在する）：乳児では 2 か月以上，その他では 6 か月以上を慢性とする．

上記 1，2，および 3 の項目を満たすものを，症状の軽重を問わずアトピー性皮膚炎と診断する．そのほかは急性あるいは慢性の湿疹とし，年齢や経過を参考にして診断する．

（加藤則人，他：アトピー性皮膚炎診療ガイドライン 2016 年版．日皮会誌 126：123，2016 より改変）

か，あっても軽微であり，石鹸やシャンプーで丁寧に洗顔・洗髪をすれば改善しやすい．
・滲出液がみられる場合には，medium クラスのステロイドを外用すると軽快し，アトピー性皮膚炎のように外用を中止すると再燃を繰り返すことはあまりない．
・アトピー性皮膚炎においても，medium クラスのステロイド外用薬を初めに使用するのがよい．

次の一手
・皮疹軽快後，保湿薬をしばらく使用するのもよい．
・アトピー性皮膚炎では，皮疹の改善が乏しい場合に，漫然と medium クラスのステロイドを塗り続けるのではなく，ランクアップが必要．
・乳児ということで，保護者はステロイドの治療を避けたがる向きもあるが，湿疹を慢性化させることで皮膚のバリア機能が破綻し，経皮感作を起こす恐れがある．特に湿疹部位では経皮感作から食物アレルギーを起こす可能性があり注意が必要．
・アトピー性皮膚炎は外用を中止するとかゆみを伴って再燃しやすく，しばしば体幹や四肢に症状が拡大する点で他の湿疹と鑑別する．

・NSAIDs は，抗炎症作用がステロイド外用薬と比較すると弱く，副作用として接触皮膚炎があるためあまり推奨されない。

治療に難渋したとき〜専門医への紹介のタイミング

・1 か月程度治療しても皮疹の改善がみられない場合は，皮膚科医または専門施設への紹介を考慮する。
・細菌やウイルス感染の合併がみられるとき，食物アレルギーや接触アレルギーなど悪化因子に関する精査が必要なときなども皮膚科医への紹介を考慮。

文献

1) 加藤則人，他：アトピー性皮膚炎診療ガイドライン 2016 年版．日皮会誌 126：121-155, 2016

（益田浩司）

汗疹性湿疹

> **エッセンス**
> - いわゆる"あせも"。汗管の閉塞により起こる。汗管の閉塞は多汗で起こりやすいので，高温多湿環境である夏に起こりやすい。
> - 多汗の原因となる生活環境の整備を治療と並行して行う。
> - 炎症(かゆみ)がある場合はステロイドを外用。

処方のスタンダード

- あせも(汗疹)は，多汗による汗管の閉塞で起こる。汗管の閉塞を予防することが治療の原則になるため，まず生活環境の指導を行う。
- 汗をかいたらできるだけ早く清潔にする。可能であればシャワーや水道で汗を洗い流し，水分を拭き取って清潔にする。水道が近くにない場合も汗を拭き取る。汗で濡れた衣服はできるだけ早く着替え，通気性のよい服装をする。
- エアコンなどを利用して高温多湿の環境を避ける。
- 夏以外でも高温多湿の環境では汗疹が起きることに注意。ギプスなどに注意。
- 汗疹は，閉塞する汗管の深さによって，浅い順に水晶性汗疹，紅色汗疹，深在性汗疹に分けられる。このうち汗疹性湿疹になるのは，紅色汗疹である。

■紅色汗疹

- 表皮の中間層で汗管が閉塞するため，汗が表皮内と真皮内に貯留し，刺激によって1～2mm大の赤い丘疹になり，かゆみを感じる(図1)。好発部位は体幹，四肢屈側，頸部，腋窩。高温多湿の環境下，多汗症の人や乳児に発症。しばしば湿疹化し汗疹性湿疹になる。「あせもがかゆい」と受診するのは，ほとんどが紅色汗疹。

第一選択

ロコイド®クリーム　1日2回　塗布

次の一手

- 1週間程度外用治療をしても改善しない場合，生活環境を再度点検し，高温多湿環境が改善されているか確認。

■水晶性汗疹

- 表皮の上層で汗管が閉塞し，汗が角層の下に貯留する。透明で白っぽい小さな水疱ができる(図2)。赤くなることなく，数日で白く乾く。好発部位は乳幼児の顔面。

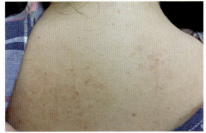

図1 紅色汗疹

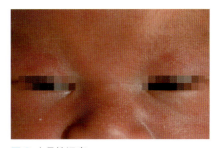

図2 水晶性汗疹

成人でも発熱時などに発症することもある。自覚症状はほとんどない。

第一選択
- 環境整備で治まることがほとんど。
- 自覚症状がない場合は，薬物治療は不要。

■深在性汗疹
- 表皮真皮結合部で汗管が閉塞し，かゆみのない蒼白色の丘疹が体幹にできる。熱帯や亜熱帯地方に多く，日本ではほとんどみられない。

治療の難渋したとき～専門医への紹介のタイミング

- 汗疹性湿疹を掻きむしると感染症を引き起こすことがある。感染症を起こした場合は皮膚科医に紹介。
- 感染症としては，"とびひ"（伝染性膿痂疹）や"あせものより"（乳児多発性汗腺膿瘍）が起こりやすい。
- "とびひ"は伝染性膿痂疹（→ 205 頁）参照。
- "あせものより"は，小児の顔面，頭部に小豆大，硬く紅い硬結を形成し，痛みを伴う。

（岡﨑布佐子）

2. 湿疹・皮膚炎群

異汗性湿疹

> **エッセンス**
> - 症状の重症度(皮疹および瘙痒)に応じて治療法を選択する。
> - スキンケア，水仕事など日常生活上での手足の物理的，化学的刺激を避けるように指示する。
> - 鱗屑，落屑が主体の症例では尿素やヘパリン類似物質の外用を行う。
> - 紅斑，小水疱が目立つ症例では very strong クラスのステロイド外用を行う。
> - 瘙痒に対しては抗ヒスタミン薬を用いる。

処方のスタンダード

- 悪化要因となる手足の物理的・化学的刺激を避け，保湿するなどのスキンケアを行う。同時に瘙痒や皮疹の重症度に応じて抗ヒスタミン薬内服，ステロイド外用，保湿薬の外用を行う。
- 問診上，金属アレルギーが強く疑われるような症例では，金属の摂取制限も検討する。

第一選択

- 問診にて仕事や趣味で水仕事など手を使う作業がないか明らかにする。たとえば水仕事ではできるだけ作業量を減らし，綿手袋の上にゴム手袋を使用するなど，物理的，化学的刺激を避けるように指導する。
- 多汗が悪化要因となるので，高温・多湿や長時間の手袋，長靴装着などを避け，手足が蒸れないようにする。
- 瘙痒のため患部をゴシゴシこすったり，小水疱を破ったり，鱗屑などをむしり取らずに，掌蹠の皮膚を愛護的に扱うように指導する。
- 瘙痒や紅斑，小水疱があまりみられず，鱗屑，落屑が主体の症例では尿素やヘパリン類似物質の外用を行う。
- 瘙痒，紅斑や小水疱の出現度合いに応じて，ステロイド外用を行う。掌蹠の表皮が厚いため，very strong クラスのステロイド外用薬を選択する。小水疱やびらん，亀裂などがある場合は軟膏基剤を選択する。
- かゆみがある場合は第二世代の抗ヒスタミン薬を内服させる。

1) 鱗屑・落屑が主体の症例

ケラチナミン　1日2回　鱗屑，落屑のある部分に塗布

2) 紅斑，小水疱，鱗屑が主体の症例

・下記を併用。

1) アンテベート®軟膏　1日2回　紅斑，小水疱，鱗屑のある部分に塗布
2) アレロック®OD錠5 mg　1錠　朝食後および就寝前　2回内服

> 次の一手

- 水疱が大きくなり痛みが出現した場合は，水疱を注射針や剪刀などで破り，水疱内容液を排出すると痛みが軽減する。
- 小水疱が多数出現，過角化が目立つ，激烈な瘙痒などの重症化の徴候がみられる場合(図1)，ステロイド外用の上に亜鉛華軟膏を重層貼付する。
- 問診上，ニッケル，コバルト，クロムなどの金属アレルギーの関与が証明できる場合，チョコレート，ココアやナッツなどの豆類，香辛料，貝類，レバー，玄米・蕎麦，シリアルなどの摂取を制限してみる。

1) ステロイド外用剤の重層療法を行う場合

・下記を併用。

1) アンテベート®軟膏　1日1回から2回塗布
2) 亜鉛華軟膏(1日1回から2回　リント布に伸ばして重層貼付)
3) オリーブ油(1日1回から2回　軟膏交換時に亜鉛華軟膏拭き取るために使用)

- 日中重層処置すると使用感が非常に悪い場合，夜間のみ施行する方法もある。

治療に難渋したとき～専門医への紹介のタイミング

- 下記の場合は皮膚科医に紹介する
  1) 抗ヒスタミン薬内服およびvery strongクラスのステロイド外用薬と亜鉛華軟膏の重層療法を施行してもかゆみや皮疹が改善しない場合
  2) 歯科金属や食物中の金属の関与の可能性があり，原因金属の特定を必要とする場合
  3) 急速に大きな水疱が多発，爪の変化，掌蹠以外に皮疹が拡大など，異汗性湿疹としては非典型的な所見が出現し，診断を見直す必要がある場合

（髙橋愼一）

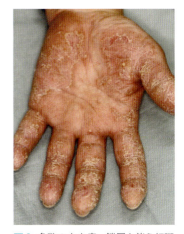

図1　多数の小水疱，鱗屑を伴う紅斑

2. 湿疹・皮膚炎群

自家感作性皮膚炎

> **エッセンス**
> - 原発疹，散布疹ともに，ステロイド外用および抗ヒスタミン薬の内服が治療の基本。
> - 原発疹に対する適切な治療を行って，早めに治すことが特に重要。
> - 散布疹が重篤な場合には，抗菌薬やステロイドの内服を考慮する。

処方のスタンダード

- 自家感作性皮膚炎とは，特定の部位に生じた原発疹の増悪ないし湿潤化に伴い，5日〜数週間経過して広範囲に紅斑や丘疹などの散布疹が多発する疾患である（図1, 2）。
- 原発疹としては，接触皮膚炎や貨幣状湿疹の頻度が高く，その他，熱傷潰瘍・うっ滞性皮膚炎・アトピー性皮膚炎・足白癬などによる場合もある[1,2]。さらに近年，刺青[3]や抗菌デスクマット[4]の関連が疑われた自家感作性皮膚炎の報告も認められている。

第一選択

1）原発疹

- 自家感作性皮膚炎においては，早期に原発疹に対する適切な治療を行うことが特に重要。

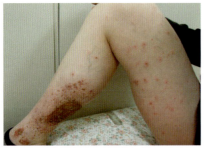

図1 右下腿の原発疹とその近傍に発症した散布疹
（神鋼病院皮膚科　今泉基佐子先生より提供）

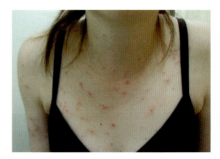

図2 散布疹は原発疹から離れた部位にも発症しうる
（神鋼病院皮膚科　今泉基佐子先生より提供）

> アンテベート®軟膏　1日2回　皮疹部全体に適量を塗布

- 熱傷潰瘍や足白癬といった一部の例外を除いて，原発疹は大部分が接触皮膚炎・貨幣状湿疹・うっ滞性皮膚炎・アトピー性皮膚炎などの湿疹変化である．
- これらの皮疹に対しては，アンテベート®軟膏やマイザー®軟膏など very strong クラス以上のランクのステロイド外用薬の集中的な塗布が望ましい．

> アレロック®錠(5 mg)　2錠　分2　朝食後　就寝前

- 原発疹を激しく掻破して湿潤病変を呈することにより，自家感作性皮膚炎を続発しやすいと考えられている．
- そのため，アレグラ®60 mg 錠やアレロック®5 mg 錠などの内服薬を処方し，掻破行為をできる限り予防する．

2）散布疹

- 散布疹の発症については，原発疹における変性した皮膚蛋白や毒素が抗原となり内因性アレルギー反応をきたす説[1]や，原発巣に感染した細菌から細菌抗原が放出され全身に分布する説[2]，などが考えられている．
- 治療は原発疹と同様の対応を行う．

> 次の一手

- 上記の加療を行っても皮疹の改善を認めない場合，1）原発疹に細菌感染が関与している場合には抗菌薬内服の併用，2）散布疹が重篤である場合には短期間のステロイド内服の併用，などを考慮する．

治療に難渋したとき～専門医への紹介のタイミング

- ステロイド外用や抗ヒスタミン薬内服で皮疹の改善を認めない場合には，その時点で皮膚科医に紹介するのが望ましい．

> 文献

1) 藤本智子：自家感作性皮膚炎．片山一朗(監)，岩月啓氏，他(編)：皮膚疾患ペディア．日本医師会雑誌　45：S58，2016
2) 西岡和恵：成人の汎発性湿疹をめぐって．皮膚病診療　24：1193-1198，2002
3) 新川博美，他：刺青が原因と考えられる重症自家感作性皮膚炎の1例．西日本皮膚科　70：460，2008
4) 中川智絵，他：抗菌デスクマットの関与が示唆された，増悪を繰り返す自家感作性皮膚炎の1例．日皮会誌　128：59，2018

（原田　晋）

蕁麻疹

> **エッセンス**
> - 臨時の治療，初期・短期的な治療，長期・専門的な治療に分けて対応する。
> - 特発性の蕁麻疹か，刺激誘発型の蕁麻疹かの病型により治療の重点が異なる。
> - 特発性の蕁麻疹は抗ヒスタミン内服薬を中心とした薬物療法が主体となる。
> - 刺激誘発型の蕁麻疹は誘発原因の特定と除去回避を主体とし，症例により薬物療法を併用する。

処方のスタンダード

・蕁麻疹発症からの期間および重症度・緊急性により，①耐えがたいかゆみなど当座の症状の軽減緩和が必要となる臨時の治療，②蕁麻疹が発症して間がない初期・短期的な治療，③数か月あるいは数年に及ぶ長期・専門的な治療に分けると理解しやすい(図1)[1,2)]

■臨時の治療

・診察時に広範囲に紅斑や膨疹が出現している場合，耐えがたいかゆみが出現している場合は，現存する症状の迅速な鎮静化が治療の目的となる。

第一選択

・非鎮静性の抗ヒスタミン薬の内服を行うが，速効性を期待して最高血中濃度到達時間(Tmax)が短い薬剤を優先的に使用する(表1)。

次の一手

・さらに症状によっては上記に加えて，抗ヒスタミン薬注射，ステロイド薬注射のいずれかまたは両方を追加する。
・ポララミン®注5 mg 静注あるいは点滴静注(注射直後のふらつきや転倒に注意。緑内障，前立腺肥大症には禁忌)。

臨時の治療	初期・短期的な治療	長期・専門的な治療
広範囲・耐えがたい症状のさしあたりの緩和	正確な病型診断と病型に基づいた治療	効果と副作用のバランス，QOLを考慮した治療

図1 病期別治療のポイント

表1 鎮静性の低い抗ヒスタミン薬と最高血中濃度到達時間（Tmax）

一般名	商品名	Tmax（時間）	鎮静性の分類
オロパタジン塩酸塩	アレロック®	0.8	非鎮静性
ビラスチン	ビラノア®	1.0	非鎮静性
レボセチリジン塩酸塩	ザイザル®	1.0	非鎮静性
セチリジン塩酸塩	ジルテック®	1.0	非鎮静性
ベポタスチンベシル酸塩	タリオン®	1.0	非鎮静性
フェキソフェナジン塩酸塩	アレグラ®	1.5	非鎮静性
デスロラタジン	デザレックス®	1.75	非鎮静性
ルパタジン	ルパフィン®	2.1*/0.9**	非鎮静性
ロラタジン	クラリチン®	2.3	非鎮静性
エピナスチン塩酸塩	アレジオン®	3.1	非鎮静性
エバスチン	エバステル®	5.2	非鎮静性
アゼラスチン塩酸塩	アゼプチン®	4.0	軽度鎮静性
メキタジン	ゼスラン®，ニポラジン®	4.9	軽度鎮静性

添付文書より最高血中濃度到達時間をまとめて作成
＊：活性代謝物デスロラタジンの最高血中濃度到達時間
＊＊：ルパタジンの最高血中濃度到達時間

- ステロイド注射（リンデロン®注5 mg静注あるいはソル・メドロール®125〜500 mgの点滴静注）（B型肝炎ウイルスの再活性化に注意）。
- 食物によるアレルギー性蕁麻疹，食物依存性運動誘発アナフィラキシーなど刺激誘発型の蕁麻疹で重症な症例では，次回の症状誘発に備えてアドレナリン自己注射薬（エピペン®）の携行も検討する。

■初期・短期的な治療
- 特発性の蕁麻疹か，刺激誘発型の蕁麻疹かによって治療方針が異なるため，正確な病型診断を行う（表2）。
- 特発性の蕁麻疹は原因となる因子の同定は困難であることが多いが，薬物療法の反応は比較的良好であるため，抗ヒスタミン内服薬を中心とした十分な薬物療法が治療の主体となる。
- 一方，刺激誘発型の蕁麻疹は誘発因子を除去することで蕁麻疹の発症を完全に抑制できるものの，抗ヒスタミン薬をはじめとする薬物の反応性は比較的不良であるため，原因・悪化因子の同定と除去が治療の主体となる。

1）特発性の蕁麻疹（図2）

第一選択
- 抗ヒスタミン薬が第一選択薬であり，眠気，インペアードパフォーマンス（自覚さ

表2 特発性の蕁麻疹および刺激誘発型の蕁麻疹の特徴と治療方針

病型	特発性の蕁麻疹	刺激誘発型の蕁麻疹
原因	明らかな原因はなく，皮疹は自発的に出現して誘発できない	明らかな原因があり，特定の刺激により皮疹を誘発することができる
種類	・急性蕁麻疹(発症6週未満) ・慢性蕁麻疹(発症6週以上)	・アレルギー性の蕁麻疹(食物，薬) ・物理性蕁麻疹(擦過，日光，寒冷) ・コリン性蕁麻疹(運動，発汗) ・食物依存性誘導誘発アナフィラキシー(食物と運動の組み合わせ) ・アスピリン蕁麻疹(NSAIDs) ・非アレルギー性の蕁麻疹(造影剤) ・接触蕁麻疹(食物，薬)
治療	抗ヒスタミン薬を中心にした薬物療法	誘因の除去・回避(症状により薬物療法)

れにくい能力の低下)，抗コリン活性などといった副作用の少なさと，高い臨床効果の観点から，抗ヒスタミン薬の中でも非鎮静性〜軽度鎮静性までの第二世代抗ヒスタミン薬が推奨されている(表1)。

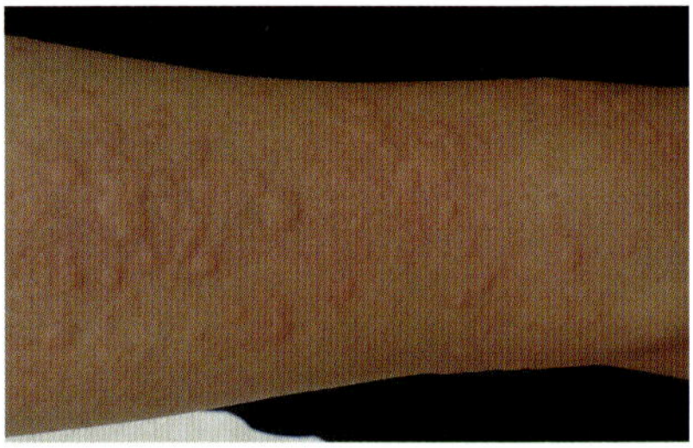

次の一手
・通常量の抗ヒスタミン薬で臨床効果が得られない場合は，他の抗ヒスタミン薬への変更や併用，あるいは増量を試みる。
・増量する場合，海外のガイドライン[3]では非鎮静性の第二世代抗ヒスタミン薬の4倍量投与が推奨されているが，わが国では保険診療の制約もあり2倍量までの投与となっている(ビラノア®，デザレックス®は増量投与の適応がないので注意)。

図2 特発性の蕁麻疹

2)刺激誘発型の蕁麻疹(図3, 4)

第一選択
・食物，発汗，運動，機械的な刺激など直接的な誘因がある場合は，それらの除去・回避を行う。
・症状に応じて，特発性の蕁麻疹で使用する薬物療法を併用する。

次の一手
・症状が軽いコリン性蕁麻疹の場合，発汗刺激を繰り返すと症状が軽快することがある(抗ヒスタミン薬を内服しながら行ってもよい)。

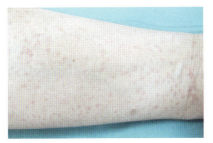
図3 刺激誘発型の蕁麻疹（コリン性蕁麻疹）

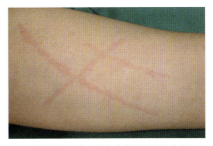
図4 刺激誘発型の蕁麻疹（機械性蕁麻疹）

■長期・専門的な治療

第一選択
- 抗ヒスタミン薬の追加や増量でも効果が乏しい場合は補助的治療薬として，H_2 ブロッカー（タガメット®，ガスター®：保外），ロイコトリエン拮抗薬（シングレア®，キプレス®：保外）やトラネキサム酸（トランサミン®）の併用を行う．

次の一手
- 薬物療法により症状の出現が完全に抑制された場合でも，すぐには治療を止めずに引き続き一定期間の予防投与をすることにより治癒率を高めることができる．
- 症状消失後の予防的内服期間は，症状消失までの病悩期間が1か月以内であれば数日～1週間程度，1～2か月であれば1か月，それ以上の慢性蕁麻疹では2か月を目安にする[1]．

治療に難渋したとき～専門医への紹介のタイミング

- 以下の場合は皮膚科医に紹介する．
  1) 症状の出現が不定期で刺激誘発型の蕁麻疹が疑われるが，その誘因が同定できない場合
  2) 刺激誘発型の蕁麻疹で，症状の出現抑制が困難な場合
  3) 特発性の蕁麻疹で抗ヒスタミン薬の増量や補助的治療薬の併用を行っても症状の抑制ができず，ステロイド内服，シクロスポリン 保外 内服やオマリズマブ注射が必要な場合

文献
1) 秀 道広, 他：蕁麻疹診療ガイドライン 2018. 日皮会誌 128：2503-2624, 2018
2) 秀 道広, 他：プライマリケア版 蕁麻疹・血管性浮腫の治療ガイドライン. 厚生労働科学研究 http://www.jaanet.org/pdf/guideline_skin04.pdf, 2007
3) Zuberbier T, et al: The EAACI/GA²LEN/EDF/WAO Guideline for the definition, classification, diagnosis, and management of urticaria. Allergy 73: 1393-1414, 2018

（三原祥嗣）

皮膚瘙痒症

> **エッセンス**
> - 保湿などスキンケアが重要。
> - 基礎疾患の有無により治療方針を考える。
> - 治療に反応しないかゆみも多い。

処方のスタンダード

- 皮膚瘙痒症は，発疹を認めないにもかかわらずかゆみを訴える疾患(図1)。
- 全身に瘙痒が生ずる汎発性皮膚瘙痒症と，外陰部や肛囲など一部に限局して瘙痒が生ずる限局性皮膚瘙痒症が存在する。
- 基礎疾患があればその治療を優先する。腎疾患(透析患者を含む)，肝・胆道疾患(胆汁うっ滞性肝疾患など)，代謝異常症(特に糖尿病)，血液疾患(悪性リンパ腫など)，寄生虫疾患などがある。
- スキンケアや皮膚刺激の回避は重要であり，具体的な指導を十分に行ったうえで治療を進める(図2)。

■スキンケアの例

- 石鹸・シャンプーによる過度の洗浄や，高温での入浴・長湯を避ける。皮膚の水分を奪うコタツ・電気毛布の使用は適度にし，室内の適湿を保つ。

第一選択

- 高齢者では老人性乾皮症(ドライスキン)によるものが最も多く，保湿薬の外用が第一選択。入浴後すぐに外用するとよい。ティッシュペーパーをくっつけたときに，

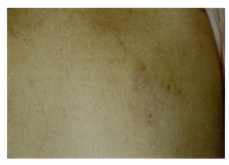

図1 皮膚瘙痒症
搔破により二次的に搔破痕や色素沈着を生じることがあるが，原則皮疹を欠く。

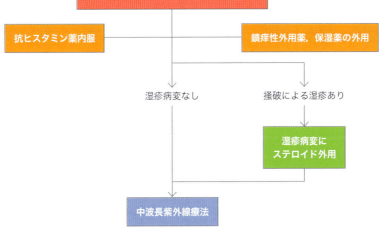

図2 皮膚瘙痒症治療アルゴリズム
基礎疾患がある場合には基礎疾患の治療に加え,レミッチ®内服,抗不安薬内服を考慮のうえ,対症療法として上記治療を検討する.
〔佐藤貴浩,他:汎発性皮膚瘙痒症診療ガイドライン.日皮会誌 122:271,2012より改変〕

すぐに落ちないくらいの外用量を目安にする.

ヒルドイド®ソフト軟膏　1日2〜3回　全身に塗布

・内服薬としては抗ヒスタミン薬から試みる.非鎮静性または軽度鎮静性が推奨される.

ビラノア®錠(20 mg)　1錠　分1　就寝前

・腎障害による透析患者や慢性肝疾患患者にみられるかゆみではナルフラフィン塩酸塩内服が有用.

レミッチ®OD錠(2.5 μg)　1錠　分1　夕食後

・二次的に湿疹病変を伴う場合ステロイドを外用.

リンデロン®V軟膏　1日1〜2回　患部に適量を塗布

次の一手

・原因として内服中の薬剤が疑われる場合は,内服中止または疑わしい薬剤を他剤に変更.
・オイラックス®軟膏やレスタミンコーワ軟膏などの鎮痒性外用薬を併用.
・難治の場合は中波長紫外線照射,カプサイシン軟膏外用,漢方薬や抗不安薬内服などを考慮するが,保険適用外が多い.これらでも治療に反応しないかゆみも多い.

治療に難渋したとき〜専門医への紹介のタイミング

・以下の場合は皮膚科医に紹介する。
　1)湿疹化して難治な場合
　2)かゆみの原因が特定できず,各種の治療に抵抗する場合

文献

1)佐藤貴浩,他:汎発性皮膚瘙痒症診療ガイドライン.日皮会誌 122:267-280,2012

(服部友保)

結節性痒疹

> **エッセンス**
> - 結節性痒疹は慢性痒疹に分類され，通常は診断される時点で慢性に経過した疾患である。
> - 強いかゆみや融合しない皮疹など，臨床症状から診断する。
> - 様々な治療に対して抵抗性で，時に数十年完治しない難治な疾患であり，早期に皮膚科医へ紹介することが望ましい。

処方のスタンダード

- ほとんどの患者は「かゆみ」や「湿疹」という主訴で受診するが，患者のいう「湿疹」はいわゆる皮膚症状（皮疹・発疹）すべてを含むため，視診で痒疹丘疹・結節を確認して診断する（図1）。
- 背景に，ストレス，胃腸障害，貧血，アトピー素因，アレルギー，感染，肝腎障害の存在[1]，それ以外には内臓悪性腫瘍，糖尿病，腎不全[2]などが想定されているため，痒疹を生じる基礎疾患がある場合にはその治療を優先する。
- 2012年に発表された「慢性痒疹診療ガイドライン」（図2）に沿って治療する[3]。

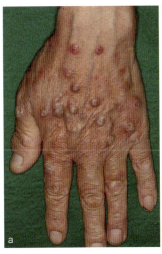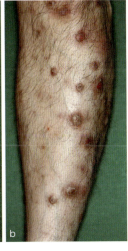

図1 結節性痒疹
 a：融合しない孤立性の結節。
 b：掻破によるびらんを伴う部分もある。
〔a，bとも石川治先生（群馬大学）より提供〕

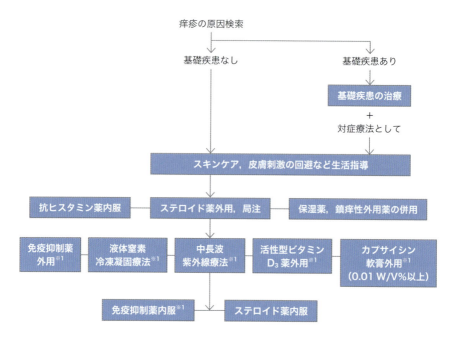

図2 慢性痒疹の治療アルゴリズム
〔佐藤貴浩,他:慢性痒疹診療ガイドライン.日皮会誌 122:5, 2012 より〕

・治療の選択肢の多くが保険適用外の治療法であることに留意する必要がある。

第一選択
・スキンケア,かゆみ刺激を引き起こさない生活が重要であり,各々指導する[3]。

1)very strong クラスのステロイド外用薬
1)アンテベート®軟膏　1日2〜3回　痒疹丘疹・結節部分に塗布
2)マイザー®軟膏　1日2〜3回　痒疹丘疹・結節部分に塗布

・個々の皮疹の間の健常皮膚には塗布しないように注意。
・夜間の搔破が激しい場合には,ステロイド軟膏外用に亜鉛華単軟膏などを重層してガーゼ保護,またラップフィルムなどを用いた密封療法(occlusive dressing technique;ODT療法)も検討する。

2)非鎮静性の第二世代抗ヒスタミン薬

1)アレグラ®錠(60 mg)　2錠　分2　朝夕
2)アレロック®錠(5 mg)　2錠　分2　朝食後・就寝前
3)ザイザル®錠(5 mg)　1錠　分1　就寝前

・かゆみの強い場合には，上記3剤については倍量投与が可能であるので考慮する。
・かゆみを抑えることでQOLを改善し，また掻破行為を減らすことで皮疹の新生や増悪を防ぐことが期待できるが，外用療法の補助的手段と考える。
・頻出する副作用として眠気やインペアードパフォーマンスがあるため，職業(運転や高所作業の有無)・日常生活(運転の有無)などを確認して薬剤を選択する必要がある。
・セレスタミン®はベタメタゾンを含有するため投与を避ける。

3)strongestクラスのステロイド外用薬

・上記1)，2)でかゆみが改善しない場合は，strongestクラスのステロイド外用薬を塗布

1)デルモベート®軟膏　1日2〜3回　痒疹丘疹・結節部分に塗布
2)ジフラール®軟膏　1日2〜3回　痒疹丘疹・結節部分に塗布

・外用時の注意は，very strongクラスと同様である。

次の一手

・ガイドライン上の選択肢では，全身性の副作用の少ない紫外線療法や痒疹に対する液体窒素による凍結療法を考慮したいが，いずれも器具や設備を要する。
・特殊な器具や設備を要さない治療として，以下のものが挙げられる。

1)ステロイド含有テープ(ドレニゾン®テープ，エクラー®テープなど)貼付

・皮疹よりもやや小さく切って貼る。
・健常皮膚に貼ると皮膚萎縮や血管拡張が生じやすい。
・多発する皮疹の1つ1つに貼ることは，非常に手間がかかるため，説明をしても湿布薬のように広範囲に貼付する人が多く，注意する。処方時に外来でデモンストレーションするとよい。

2)ステロイド局注

・結節内のみに局注することがポイントであるが，周囲健常皮膚に皮膚萎縮や毛囊炎を生じやすく，毛囊炎に対して治療が必要になることも多い。

3)保湿薬外用(ODT療法含む)[4]

・保湿薬はガイドラインにも治療法の選択肢として明記されており，推奨度C1。
・補助的に用いられることが多い保湿薬であるが，保湿薬単独やODT療法がステロイド外用薬と併用するよりも有効で，1年ほど続けることで痒疹の消褪がみられることがあるという報告がある。
・方法としては，保湿薬(ヒルドイド®クリーム)を大量に外用することが重要。外用量の目安は，クリームの白さが残るくらいに厚めに，全身に20〜25gを1〜2日

で使い切る程度である．
- 長期のステロイド外用歴がある場合はステロイド投与中止によるリバウンドを避けるために急に中止せず，ステロイド外用量や回数を徐々に減らしながら保湿薬を使用していく必要がある．
- 保湿薬は痒疹に対しては保険適用外であるため注意が必要である．

4) 鎮痒性外用薬(オイラックス®クリーム)や抗ヒスタミン外用薬(レスタミンコーワクリーム)を塗付
- ステロイド外用を行ったうえで，さらにかゆみが強く何かを外用して気を紛らわせたいという希望がある場合に併用する．
- ステロイド外用薬の過剰使用により副作用が生じるのを防ぎ，掻破を抑えることで悪化を防ぐことを期待する．

5) 漢方薬内服
- かゆみが軽減し結果として痒疹が改善することがあるので，併用療法として検討してもよい．
- 痒疹に保険適用のものはないため，注意する．

6) タクロリムス軟膏・活性型ビタミン D_3 軟膏を塗付
- 有効なことがあり，ガイドラインで推奨度 C1 であるが，保険適用外である．

治療に難渋したとき～専門医への紹介のタイミング

- 一般に結節性痒疹は難治であるため，結節性痒疹と診断した時点，あるいは第一選択薬(ステロイド外用や抗ヒスタミン薬内服)で軽快しない際には速やかに皮膚科医へ紹介することが望ましい．
- 慢性に経過する疾患であり，いかにステロイド内服をしないで治療をしていくかが重要．地域的問題として近隣に皮膚科医がいない場合や，患者の状況として皮膚科医受診ができない場合には，第一選択薬を使用したうえで，急性増悪期には短期間少量のステロイド内服を併用せざるをえないこともある．しかしステロイド内服は劇的にかゆみを抑えるため，一般にステロイド内服開始後はそれ以外の治療を受け入れられず，結果として長期内服となることが多い．
- 受診できる状況であれば，皮膚科医受診を優先するようにお願いしたい．

文献
1) 中村晃一郎：結節性痒疹．玉置邦彦(編)：最新皮膚科学大系 3　湿疹　痒疹　掻痒症　紅皮症　蕁麻疹，pp 106-107，中山書店，2002
2) 佐藤貴浩，他：慢性痒疹診療ガイドライン．日皮会誌 122：1-16，2012
3) 寺木祐一：デルマドロームとしての痒疹．玉置邦彦(編)：最新皮膚科学大系 3　湿疹　痒疹　掻痒症　紅皮症　蕁麻疹，pp 116-118，中山書店，2002

(曽我部陽子)

虫刺症

> **エッセンス**
> - 虫刺症の大半は強いランクのステロイド外用薬で対応できる。
> - 強い瘙痒に対しては抗ヒスタミン薬の内服を併用する。
> - 炎症反応が強い場合はステロイド内服薬を併用する。

処方のスタンダード

- 広義の虫刺症は節足動物の吸血,刺咬,接触によって生じる皮膚炎の総称であり,病態(図1)[1]を把握して,刺激性炎症なのか,アレルギー性炎症なのか,によって対応を決める。
- カ,ブユ,ノミなどによる皮膚炎では,強いランクのステロイド外用薬で対応する。
- 瘙痒感が強い場合は抗ヒスタミン薬の内服を併用する。

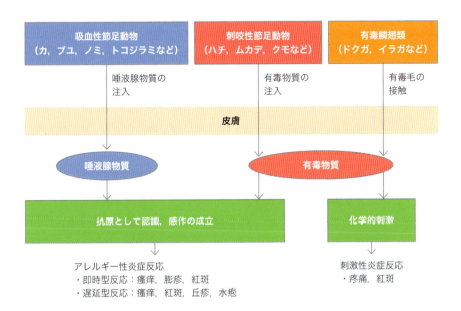

図1 虫刺症(広義)の病態

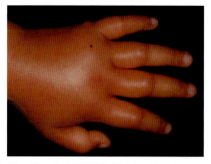
図2 強い炎症性腫脹を認めたカ刺症

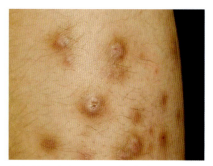
図3 慢性痒疹に至ったブユ刺症

- 炎症反応が強い場合の多くは遅延型アレルギー反応によるものであり,ステロイド内服薬を併用する。
- ハチ刺症では,初期は全身状態を観察しながら局所冷却で対応し,アナフィラキシー症状が出現した場合は救急搬送,アドレナリン筋注を行う。
- ドクガ類の幼虫による皮膚炎では抗ヒスタミン薬の内服,強いランクのステロイド外用薬を処方する。
- イラガ類の幼虫による皮膚炎では,初期の疼痛には局所冷却で対応し,その後の炎症反応に対しては強いランクのステロイド外用薬を用いる。

第一選択

1) 強いランク (very strong 以上) のステロイド外用薬

- クロベタゾールプロピオン酸エステル(デルモベート®)やベタメタゾン酪酸エステルプロピオン酸エステル(アンテベート®),ジフルプレドナート(マイザー®),モメタゾンフランカルボン酸エステル(フルメタ®)などを用いる。
- 基剤は軟膏よりクリームのほうが塗り心地がよい。毛虫による皮膚炎のように,広範囲に皮疹が分布する場合はローション基剤を選択する。

アンテベート®クリーム 1日2回 塗布

2) 抗ヒスタミン薬

- 眠気の少ない非鎮静性の抗ヒスタミン薬が望ましい。
- ビラスチン(ビラノア®),デスロラタジン(デザレックス®),ベポタスチンベシル酸塩(タリオン®),フェキソフェナジン塩酸塩(アレグラ®)などを選択する。

デザレックス®錠(5 mg) 1錠 分1 夕食後

- これらの薬剤は「虫刺症」としての保険適用がないので,「虫刺性皮膚炎」とするほうがよい。

次の一手

- 炎症反応が強い場合(図2)は短期間(3〜7日間),ステロイド内服薬を併用する。

- 成人の場合，プレドニゾロン(1日10〜20 mg)ないしベタメタゾン(1日1〜2 mg)を用いる。

治療に難渋したとき〜専門医への紹介のタイミング

- 虫刺症のほとんどは，1週間以内に軽快するが，以下のような場合は皮膚科医に紹介する。
  1) 二次感染による伝染性膿痂疹や蜂巣炎の併発について診断の確定が必要な場合
  2) 原因虫が不明で新たな皮疹が次々と出現する場合
  3) 強い瘙痒と搔破が長期間続いて慢性痒疹(図3)になった場合
  4) カに刺されたあと高熱や潰瘍化を生じる場合

文献

1) 夏秋　優：Dr.夏秋の臨床図鑑　虫と皮膚炎．学研メディカル秀潤社，2013

（夏秋　優）

慢性色素性紫斑

> **エッセンス**
> - かゆみが強く湿疹様の皮疹を呈する場合とかゆみが少なく点状紫斑や色素斑が主体である場合の 2 つの病型に大別して考える。
> - 外用薬はステロイド外用薬のほか，保湿目的でプロペト®，尿素外用薬を，内服薬は抗アレルギー薬，止血薬，抗プラスミン薬，ビタミン C を用いる。
> - 本疾患は難治性で慢性に経過するため，根気よく治療を行うよう指導することが必要。
> - 基本的には対症療法が主体であり，同一症例においても症状により治療薬を変更する必要がある。特にステロイド外用薬の使用時期に注意しなければならない。

処方のスタンダード

■病型分類

- 慢性色素性紫斑は，特発性色素性紫斑，血管皮膚炎とも呼ばれる慢性に経過する炎症性疾患である。
- 中年以降の男性の下腿に点状紫斑と色素斑が発生し，時に湿疹様の皮疹を伴うこともある。
- 一般的には以下の 5 病型に分類される。

1）瘙痒性紫斑
- 鮮紅色から褐色の湿疹様の皮疹で，丘疹，鱗屑，苔癬化局面を伴うこともある。かゆみは強い。

2）色素性紫斑性苔癬様皮膚炎
- 出血性丘疹が増大し小局面となり，落屑し湿疹様となる。かゆみはしばしば。

3）lichen aureus
- 丘疹に紫斑が混在し，黄色から暗紫色局面を形成する。かゆみはまれ。

4）Schamberg 病
- 点状紫斑が集簇して紅褐色局面を形成する。かゆみはまれ。

5）血管拡張性環状紫斑
- 点状毛細血管拡張が紫斑となり遠心性に拡大し，環状を呈する。かゆみはない。

- これらは本質的には同一疾患であり、わざわざ分類する必要はないという意見も少なくない。しかし、病型により治療を変更する必要があるため、患者がどの病型に近いものなのかを考慮すべきである。
- 大別すれば以下の2通りに分けられる。
- 1)2)はかゆみが強く、丘疹、鱗屑、苔癬化など湿疹様の皮疹を呈する群(図1)
- 4)5)はかゆみが少なく点状紫斑や色素斑が主体である群(図2)
- 3)はその中間型

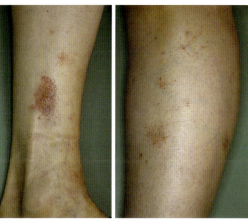

図1 湿疹様の皮疹　　図2 点状紫斑

■一般方針

- 本疾患は難治性で慢性に経過する疾患であるが、全身性の出血傾向はなく、生命予後は良好であることを患者に理解させ、症状に合わせて根気よく治療を行うよう指導することが重要。
- 治療法は、基本的には対症療法が主体であり、同一症例においても症状により治療薬を変更する必要がある。
- ステロイド外用薬を用いるべき時期と、使用しないほうがよい時期が交互に訪れることがあるため、どのような病変にステロイド外用薬を用いるべきかを患者に理解させることが重要。

■かゆみが強く湿疹様の皮疹を呈する場合

第一選択

1)外用

- ステロイド外用薬は strong か very strong クラスがよい。
- 塗布する際には丘疹、鱗屑、苔癬化など湿疹様の皮疹の部分をはみ出さずに塗布しなければならない。ステロイド外用薬の副作用で、新たな紫斑や毛細血管拡張を形成する恐れがあるからである。

アンテベート®軟膏　1日2回　塗布

2)内服

- かゆみが強ければ抗アレルギー薬を使用する。

デザレックス®錠(5 mg)　1錠　分1　朝食後
・ほかに下記を併用する。
1)アドナ®錠(30 mg)　3錠　分3　毎食後
2)トランサミン®カプセル(250 mg)　3カプセル　分3　毎食後
3)シナール®配合錠　3錠　分3　毎食後　保外

次の一手

1)保湿外用薬
・皮膚の乾燥を伴っている場合，保湿外用薬としてはプロペト®か尿素外用薬がよい。
・ヘパリン類似物質は紫斑を増悪させる恐れがあるため使用しないほうがよい。

2)生活指導
・下肢の血流うっ滞を助長させないように，長時間の起立や歩行は避けるように指導する。
・浮腫が強い場合は弾性ストッキングを着用してもよい。

■かゆみが少なく点状紫斑や色素斑が主体である場合

第一選択

1)外用
・この病型ではステロイド外用薬はむしろ禁忌である。ステロイド外用薬の副作用で紫斑や毛細血管拡張を形成する恐れがあるからである。
・保湿外用薬として下記のいずれかを塗布するのがよい。
1)プロペト®　1日2回　塗布
2)ウレパール®　1日2回　塗布

2)内服
・抗アレルギー薬は使用せず，下記を併用する。
1)アドナ®錠(30 mg)　3錠　分3　毎食後
2)トランサミン®カプセル(250 mg)　3カプセル　分3　毎食後
3)シナール®配合錠　3錠　分3　毎食後

次の一手
・生活指導は前述のとおり。

治療に難渋したとき〜専門医への紹介のタイミング

・慢性色素性紫斑の診断が確定していれば，皮膚科医に紹介しなくてもよい。
・鑑別すべき疾患が多くあるため，難治性の場合は以下を考慮すべきである。

1)腹痛や関節痛，血尿などを伴って，下腿以外にも皮疹がみられた場合
・IgA血管炎(Henoch-Schönlein紫斑，アナフィラクトイド紫斑)などの血管炎

2）静脈瘤がみられた場合

・静脈瘤性症候群。

3）出血凝固系検査に異常がみられた場合

・血小板減少性紫斑病など。

4）まれに本疾患に類似の臨床像を呈することがある疾患

・菌状息肉症。

> 文献

1）秋山正基：慢性色素性紫斑，瀧川雅浩(編)：皮膚疾患最新の治療 2013-2014，p 69，南江堂，2014

（秋山正基）

4. 紫斑・血管炎

スキン-テア

> **エッセンス**
> - スキン-テアの定義は，「主として高齢者の四肢に発生する外傷性創傷であり，摩擦単独あるいは摩擦・ずれによって，表皮が真皮から分離(部分層創傷)，または表皮および真皮が下層構造から分離(全層創傷)して生じる」である。
> - 剥離した皮膚片を元に戻すことが可能であれば極力元に戻し，被覆皮膚で創面を覆う。
> - 創面には，脆弱な皮膚に使用可能な被覆材を貼付する。
> - 肉芽形成・表皮化を促す外用薬を用いてもよい。
> - スキン-テア発生予防には保湿薬の使用が有効であり，リスクの高い患者にはスキンケアを遂行する。

処方のスタンダード

- スキン-テアとは，皮膚の裂傷であり，脆弱な皮膚を有する患者において，軽微な外力により生ずる創傷と捉えることができる[1]。
- スキン-テアの定義は，「主として高齢者の四肢に発生する外傷性創傷であり，摩擦単独あるいは摩擦・ずれによって，表皮が真皮から分離(部分層創傷)，または表皮および真皮が下層構造から分離(全層創傷)して生じる」とされている[2]。
- スキン-テアは，高齢者の四肢に好発し，摩擦やズレ力などの物理的外力により生ずる創傷であり，表皮のみが傷害され生ずる比較的浅い創と，真皮に及ぶ深い創がみられる場合がある。
- 時に，表皮と真皮が分離する結果，あたかも水疱蓋のごとく，真皮と分離した表皮が創面上に残存する場合もみられる(図1)。
- スキン-テアに関しては，日本創傷・オストミー・失禁管理学会が熱心に取り組んでおり，「日本語版 STAR スキン-テア分類システム」を発表している。
- まず，その分類を十分に理解し，スキン-テアをみた場合，分類に従って適切にアセスメントを行うことが重要。
- 日本創傷オストミー失禁管理学会学術教育委員会[3]では，スキン-テアの同定方法を，「摩擦・ずれによって，皮膚が裂けたり，剥がれたりする皮膚損傷をスキン-テアとする。なお，外力が関係する天疱瘡，類天疱瘡，先天性表皮水疱症などの創傷

については，疾患に由来するものかは判断しがたいため，含めて調査する」としている。
- スキン-テアを発見した場合には，適切な止血処置とともに，創面の洗浄を行う。
- そのうえで，遊離している皮膚を創面において解剖学的に正常な位置に戻すことを試みる。

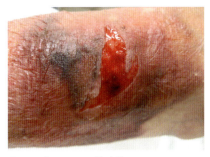

図1 スキン-テアの臨床像

- 遊離している皮膚により，創面を完全に覆うことができる場合と，一部のみ覆うことが可能な場合，遊離皮膚がなく創面が完全に開放している場合により処置が異なる。
- 遊離している皮膚により，創面すべてを覆うことが可能な場合で，放置すると自然に遊離した皮膚の位置がずれてしまう際には，シリコーンメッシュドレッシング，多孔性シリコーンゲルシート，ポリウレタンフォーム/ソフトシリコーンや皮膚接合用テープにより固定する。

第一選択

- 創傷被覆材は，それ自体により新たな創傷を作ることがないよう，シリコーンメッシュドレッシング（図2），多孔性シリコーンゲルシート（図3），ポリウレタンフォーム/ソフトシリコーンなどの非固着性の製品が第一選択となる。
- なお，保湿薬の使用によりスキン-テア発生リスクが軽減されることが知られており，積極的に使用する。この場合，低刺激性で塗布する際摩擦の少ない油性ローション剤などを用いるとよい。

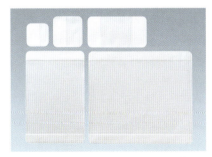

図2 シリコーンメッシュドレッシング
エスアイ・メッシュ
写真提供：アルケア株式会社

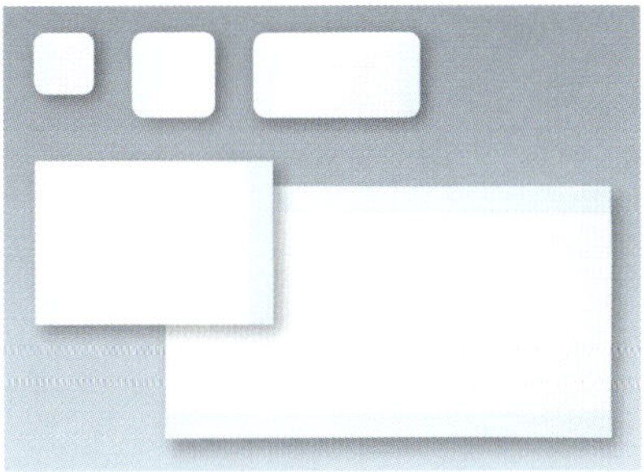

図3 多孔性シリコーンゲルシート
エスアイエイド®
写真提供：アルケア株式会社

製剤写真は，提供いただいたメーカーのもののみ掲載しました。写真の掲載がある製剤の使用を推奨するものではございません。

> 次の一手

- 外用薬を用いる．外用薬は上皮化を促すため，創傷保湿効果を期待して，油脂性軟膏である白色ワセリンやジメチルイソプロピルアズレンを用いる．
- 以上で十分な効果が得られない場合には，肉芽形成および上皮化促進を期待してトラフェルミンを用いるとともに，適切な創傷被覆材を選択する．
- また症例によっては，ハイドロコロイドやハイドロジェルなどの創傷被覆材(→51頁)や，外用薬としてアルプロスタジルアルファデクスを用いるのもよい．

治療に難渋したとき〜専門医への紹介のタイミング

- 下記の場合には専門医に紹介する
- スキン-テアの確定診断が困難であるとき
- 適切な創傷被覆材を用いても十分な効果が得られないとき
- 天疱瘡，類天疱瘡，先天性表皮水疱症などの患者に生じたスキン-テア

> 文献

1) Ratliff CR, et al : Skin tears: a review of the evidence to support prevention and treatment. Ostomy Wound Manage 53 : 32, 2007
2) Payne RL, et al : Defining and classifying skin tears: need for a common language. Ostomy Wound Manage 39 : 16, 1993
3) http://www.jwocm.org/medical/tear/

(安部正敏)

熱傷

> **エッセンス**
> - 初期段階での深度や重症度の判定を速やかに行い,Artz の基準を参考に中等症,重症に分類されるものは速やかに皮膚科医に紹介する。
> - 経過途中での感染症を見逃さない。
> - 創部の状態や滲出液の量により外用薬,創傷被覆材などをうまく使い分ける。

・Artz の基準を参考に重症度を分類する(表1)

処方のスタンダード

・日本皮膚科学会の「創傷・褥瘡・熱傷ガイドライン―6:熱傷診療ガイドライン」に準拠した治療を行う(図1)[1]。

第一選択

・全身状態の把握を行ったうえで,輸液が必要なものは Parkland 法を用いて輸液量を計算し,乳酸リンゲル液を経静脈投与する(表2)。
・汚染された創の場合は破傷風トキソイドもしくは抗ヒト破傷風免疫グロブリンの投与を検討する。
・創部処置においては創部の状態に応じた外用薬を選択する。下記のいずれかまたは両方を使用する。

1) リンデロン®VG 軟膏　1日2回　熱傷部位に塗布(Ⅰ度熱傷の場合)
2) プロペト®　1日1~2回　熱傷部位に塗布してガーゼ(状況によっては非固着性ガーゼ)

表1　Artz の基準

重症熱傷 (熱傷専門施設での加療が望ましいもの)	①Ⅱ度 30% TBSA 以上　②Ⅲ度　10% TBSA 以上 ③顔面,手,足のⅢ度熱傷 ④気道熱傷の合併　⑤軟部組織の損傷や骨折の合併 ⑥電撃傷
中等度熱傷 (一般病院で入院加療を要するもの)	①Ⅱ度 15~30% TBSA のもの ②Ⅲ度 10% TBSA 以下のもの(顔,手,足を除く)
軽傷熱傷 (外来で治療が可能なもの)	①Ⅱ度 15% TBSA 以下のもの ②Ⅲ度 2% TBSA 以下のもの(顔,手,足を除く)

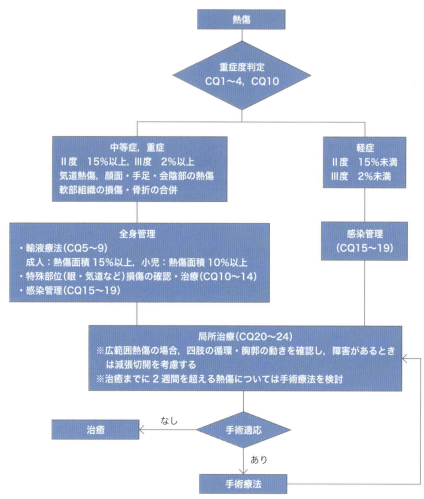

図1 熱傷診療アルゴリズム
〔吉野雄一郎,他:創傷・褥瘡・熱傷診療ガイドライン 6:熱傷診療ガイドライン.日皮会誌 127:3282, 2017より〕

表2 Parkland法

成人例	受傷後24時間の総輸液量＝4 mL×TBSA(%)×体重(kg) 受傷初期8時間に総輸液量の50%を投与 次の16時間に残り50%を投与
小児例	小児の場合は上記に加え,維持輸液を併用する。 体重10 kgまでの分として4 mL/kg/時の維持輸液を投与する。 体重10 kgを超えて20 kgまでの分として2 mL/kg/時の維持輸液を追加する。 体重20 kg以上の分として1 mL/kg/時の維持輸液を追加する。

- 重症度に応じて以下のいずれかを用いて保護する。

1)ソルベース® 1日1～2回 ガーゼに伸ばして貼付(Ⅱ度熱傷で滲出液が多い場合)
2)ゲーベン®クリーム 1日1～2回 熱傷部位に塗布してガーゼ保護(Ⅲ度熱傷の場合)
3)フィブラスト®スプレー 1日1回 潰瘍部に対して(熱傷潰瘍を呈した場合)

次の一手

- 急性期を過ぎ，滲出液が治まった段階では下記のいずれかの創傷被覆材の使用を検討する。

1)デュオアクティブ®ET 数日に1回交換(Ⅱ度熱傷の場合)
2)メピレックス®ライト 数日に1回交換(Ⅱ度熱傷の場合)
3)ハイドロサイト®ADジェントル(潰瘍を呈した場合)

- 感染を併発した場合は下記のいずれかの抗菌薬の全身投与を検討する。

1)セファゾリン 1g 1日3回(初期の感染に対して)
2)メロペネム 1.5g 1日3回(緑膿菌や薬剤耐性菌の感染が疑われる場合)

治療に難渋したとき～専門医への紹介のタイミング

- 前述のとおり中等症以上の症例においては速やかに皮膚科医にコンサルトを行う必要があると考えられる。また，範囲が小さく，軽症と考えられても，以下のような患者は皮膚科医へコンサルトを行うほうがよいと考えられる。

1)顔面，手，足，外陰部，会陰部，主要な関節部の熱傷
2)Ⅲ度熱傷
3)電撃傷，落雷
4)化学熱傷
5)気道熱傷
6)熱傷治療と生命予後に影響を与えるような既往歴を有する患者
7)病状と生命予後に影響を与える合併損傷を有する患者
8)小児医療の質が保証されていない病院に搬送された小児熱傷
9)社会的・精神的な側面のケアや，長期間のリハビリテーションを要する患者

文献

1)吉野雄一郎，他．創傷・褥瘡・熱傷ガイドライン C：熱傷診療ガイドライン．日皮会誌 127：2261-2292, 2017

(加藤裕史)

5. 物理化学的皮膚障害

凍瘡（しもやけ）

エッセンス
- 凍瘡か凍傷か鑑別する。
- 軽症であれば保温，マッサージ，外用療法を行う。
- 症状により血管拡張薬の内服追加を検討。
- 難治性の場合は，閉塞性動脈硬化症や凍瘡状エリテマトーデスなど，別疾患を疑う。

処方のスタンダード

- 凍瘡の原因である寒冷刺激を避け，血流改善のため入浴マッサージなどを行う。
- 凍瘡は日常における冷えによる血行障害が原因のため，外出時には耳あてや帽子，手袋，厚手の靴下などを着用し，防寒対策をすることが重要。また，ぬるま湯での足浴やマッサージも有効である。
- 症状に応じて外用薬と内服薬を処方する。

■軽症

【第一選択】

1）循環改善作用のある外用薬

ヒルドイド®ソフト軟膏　1日1～数回　塗布

2）血管拡張作用を持つ外用薬

ユベラ®軟膏　1日1～数回　塗布

【次の一手】

1）ビタミンE製剤の内服を併用

ユベラ®錠(50 mg)　3錠　分3

2）瘙痒を伴う場合などはステロイド外用薬を考慮

ロコイド®軟膏，リンデロン®VG軟膏など(部位と症状に応じて)　1日1～2回　塗布

3）漢方薬

- 当帰四逆加呉茱萸生姜湯，茯苓飲合半夏厚朴湯，桂枝茯苓丸，温経湯，当帰芍薬散など[1)]

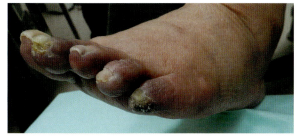

図1 強皮症患者に凍瘡が合併した症例

■重症[2)]

第一選択

1) ステロイド軟膏の外用
 1) ロコイド®軟膏　1日2回　塗布
 2) アンテベート®軟膏　1日2回　塗布
 3) デルモベート®軟膏　1日2回　塗布
2) プロスタグランジン製剤の外用
 プロスタンディン®軟膏　1日2〜3回　塗布
3) ビタミンE製剤の内服(軽症の場合と同様)

次の一手

1) 血管拡張作用のある薬剤(抗血小板薬,プロスタグランジン製剤など)の内服
 1) リマプロストアルファデクス錠(5 mg)　6錠　分3
 2) アンプラーグ®錠(100 mg)　3錠　分3
 3) オパルモン®錠(5 mg)　3錠　分3
2) ステロイド内服
 プレドニン®(5 mg)　2錠　分2　(体重や年齢,症状により適宜増減)

■潰瘍を形成している場合

・血流改善に加え,潰瘍治療に準じた治療を行う。
・壊死組織が付着している場合は,デブリードマンを施行。

1) ゲンタシン®軟膏　1日1回　塗布
2) ゲーベン®クリーム　1日1回　塗布

治療に難渋したとき〜専門医への紹介のタイミング

・下記の場合は皮膚科医に紹介。

1) 凍瘡の可能性がある場合

・デブリードマンや切断が必要になる場合がある。また,血管拡張薬の点滴や連日処

置が必要となる可能性もある。

2) 高齢者や，糖尿病・閉塞性動脈硬化症などの基礎疾患を有する患者で，感染徴候がみられる場合
・症状が重篤化し，敗血症に進行する可能性がある。

3) 難治性の場合や，凍瘡の好発部位以外にも症状が出現した場合
・成人で難治性の場合には，凍瘡状エリテマトーデスなどの膠原病の皮膚症状や[3]，血管炎など別の疾患の可能性があり，精査を行う必要がある。

文献

1) 寺澤捷年：凍瘡（しもやけ）の発現機序に関する一考察．日東医誌 67：413-418，2016
2) 塚本克彦：凍瘡．渡辺晋一，古川福実（編）：皮膚疾患最新の治療 2017-2018．p 112，南江堂，2017
3) 清水宏：凍瘡および凍傷．清水宏：あたらしい皮膚科学第 3 版．pp 222-223，中山書店，2018

（福田朝子）

褥瘡

> **エッセンス**
> - 急性期と慢性期に分けて考える。
> - いずれの時期においても除圧は必須。
> - 深い褥瘡の治療前半(黒色期, 黄色期)ではTIMEコンセプトによるwound bed preparationを行う。
> - 浅い褥瘡と深い褥瘡の治療後半(赤色期, 白色期)ではmoist wound healingを治療コンセプトとする。

処方のスタンダード

- 身体に加わった外力は骨と皮膚表面の間の軟部組織の血流を低下, または停止させる。この状況が一定時間持続されると組織は不可逆的な阻血障害に陥り褥瘡となる。
- 要因には図1に示すものがある。
- いずれの時期にも除圧が有用で, 社会的なサポートを含めた指示と処方が必要。

1) wound bed preparation(創面環境調整)

- 創傷の治癒を促進するため, 創面の環境を整えること。
- 具体的には壊死組織の除去, 細菌負荷の軽減, 創部の乾燥防止, 過剰な滲出液の制御, ポケットや創縁の処理を行う。

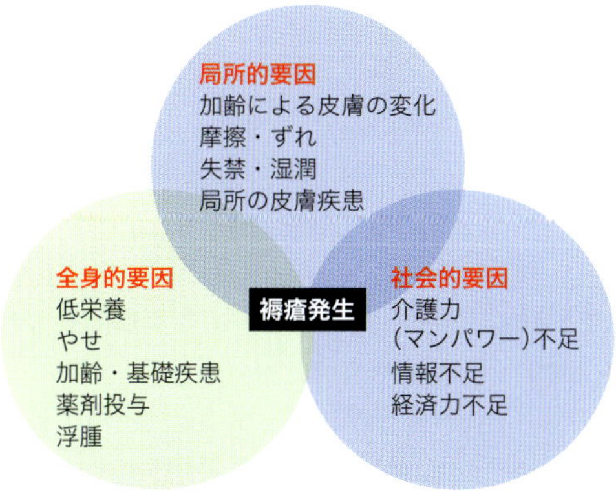

局所的要因
加齢による皮膚の変化
摩擦・ずれ
失禁・湿潤
局所の皮膚疾患

全身的要因
低栄養
やせ
加齢・基礎疾患
薬剤投与
浮腫

社会的要因
介護力(マンパワー)不足
情報不足
経済力不足

褥瘡発生

図1 褥瘡の発生要因
(石川治(監):褥瘡ケアを知ろう―褥瘡の予防と治療. p6, マルホ株式会社, 2013より改変)

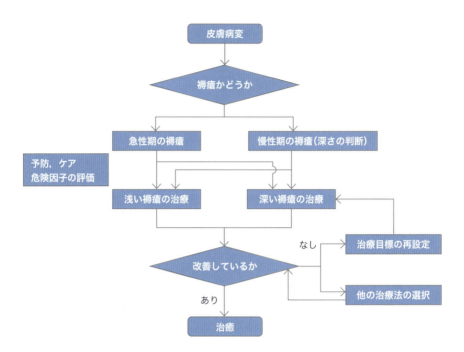

図2 褥瘡診療アルゴリズム
〔藤原　浩,他:創傷・褥瘡・熱傷ガイドライン―2:褥瘡診療ガイドライン.日皮会誌 127:1938, 2017 より〕

2) moist wound healing（湿潤環境下療法）
・創面を湿潤した環境に保持する方法。
・滲出液に含まれる多核白血球，マクロファージ，酵素，細胞増殖因子などを創面に保持する。
・自己融解を促進して壊死組織除去に有効。また細胞遊走を妨げない環境でもある。

■褥瘡診療のアルゴリズム
・「創傷・褥瘡・熱傷ガイドライン 2018[1)]」より図2に示す。
・感染や壊死物質を付着した深い慢性皮膚創傷の治療において大切なことは主として壊死組織のデブリードマンと滲出液のコントロールである。TIME（表1）を評価しつつ，wound bed preparation に努めることが大切。

■急性期
・褥瘡発症後早期（約2週間まで）は深さがはっきりしないことがあり，滲出液も多くないことが多いため，創の観察をよく行い，感染の合併に留意する。
・図3のような持続する発赤では白色ワセリンやポリウレタンフィルムの使用も選択肢の1つ。

表1 TIME

TIME	wound bed preparationの評価項目	治療法	具体的処置
Tissue non-viable or deficient	壊死組織・活性のない組織	デブリードマン	5種のデブリードマン（自己融解的・外科的・化学的・物理的・生物学的）
Infection or inflammation	感染または炎症	感染原因の除去	局所洗浄，局所・全身への抗菌薬投与
Moisture imbalance	滲出液のアンバランス	最適な湿潤環境の維持	適切な被覆材，陰圧閉鎖療法
Edge of wound-non advancing or undermined epidermal margin	創辺縁の治癒遅延またはポケット	デブリードマン，理学的治療法	外科的デブリードマン，陰圧閉鎖療法

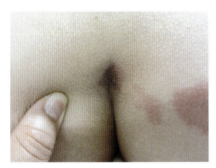

図3 臀部の急性期　持続する紅斑

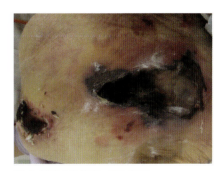

図4 臀部の慢性期　深い褥瘡
一部にゲーベン®クリームの付着あり。

■慢性期
・深い褥瘡では壊死組織の除去が必要であり（図4），外科的な処置以外には，カデキソマーヨウ素，デキストラノマー，ブロメラインなどを使用する。乾燥した壊死組織を除去するには，スルファジアジン銀を使用する。
・壊死組織が除去できれば，肉芽が盛り，上皮化へ導く（moist wound healing）薬剤やドレッシング材を使用する。

1）wound bed preparationに使用

1) カデックス®軟膏　1日1〜2回（滲出液の状況により）　創を洗浄後，患部に適量塗布
2) ゲーベン®クリーム　1日1〜2回（滲出液の状況により）　創を洗浄後，患部に適量塗布
3) ブロメライン®軟膏　1日1回　創を洗浄後，患部に適量塗布

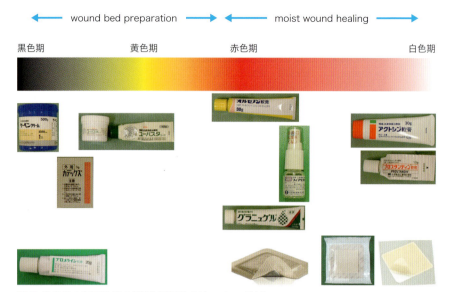

図5 慢性期の褥瘡治療の例（外用療法/ドレッシング材）

・健常組織にも傷害を与えるため，軟膏が他に付着しないような工夫が必要。
2）moist wound healing に使用
1）オルセノン®軟膏　1日1回　創を洗浄後，患部に適量塗布
2）アクトシン®軟膏　1日1回　創を洗浄後，患部に適量塗布
・マグコロール®による吸水作用により肉芽が引き締まる。
・wound bed preparation と moist wound healing の時期，創面の色に着目した外用薬やドレッシング材の使い方の一例を図5に示した。

治療に難渋したとき～専門医への紹介のタイミング

・下記の場合は皮膚科医に紹介する。
　1）発熱などの感染症状を伴う場合
　　抗菌薬の全身投与や膿瘍となった褥瘡の切開排膿が必要な場合がある。
　2）筋肉や骨，関節包に達する深い褥瘡
　3）治療介入しても改善傾向のない褥瘡

文献
1）日本皮膚科学会　創傷・褥瘡・熱傷ガイドライン策定委員会（編）：創傷・褥瘡・熱傷ガイドライン2018，第2版，pp44-127，金原出版，2018

（金子　栄）

日光皮膚炎（日焼け）

> **エッセンス**
> - ヒスタミン，アラキドン酸代謝物（プロスタグランジン E_2 など），一酸化窒素，サイトカイン（IL-1, IL-6 など），白血球など多数の炎症メディエータ，炎症細胞が順次関与するため，いかなる抗炎症治療も奏効しない[1]。
> - 紅斑を軽減する根拠のある薬物治療はないが，習慣的にステロイド外用，高度の場合はステロイドと NSAIDs 内服が行われている[2]。
> - 濡れタオルによる患部の冷却，バリアの壊れた皮膚面保護などの対症療法を行う。
> - アロエパックなど民間療法的治療は避ける。

- 急激，大量の日光曝露で，表皮細胞の DNA 損傷，酸化的障害が生じ，ヒリヒリした灼熱感を伴うびまん性紅斑や，高度の場合緊満性の水疱も生じる（図1）。

処方のスタンダード

- 一般的に第一選択としてステロイド外用が行われているが，有効というエビデンスはなく[3]，効果は限定的。なるべく早期から1日2回のステロイド外用を開始し，1週間続けることが症状回復を早める可能性がある。
- 症状が高度，広範囲のときはステロイド内服を行うが，効果ありの報告はほとんど

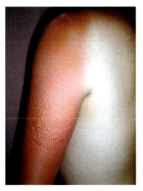

図1 左上肢の日光皮膚炎
暗赤色紅斑に加え緊満性水疱を形成している。

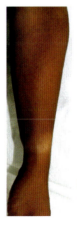

図2 多形日光疹併発例
日光皮膚炎後，瘙痒性紅色丘疹が多発し，多形日光疹を併発。

ない。むしろNSAIDsがプロスタグランジンによる炎症と疼痛の緩和に有用。
- 民間療法的なキュウリ，アロエなどによる冷却は，紫外線でダメージを受けた皮膚に傷害を生じる可能性がある。冷却には濡れタオルと扇風機を用いるのがよい。
- 患者には再発予防のため具体的に紫外線防御対策を指導する。正午前後2時間の屋外活動を控える，日陰で過ごす，日傘，帽子，長袖，ラッシュガードなど衣類を用いた防御，浴びる紫外線量に応じた日焼け止めの使用が要点。

第一選択
1）軽度の紅斑のみの場合
カラミンローション塗布
2）明らかな紅斑がある場合
アンテベート®軟膏　1日2回　塗布
3）灼熱感が強い場合
ロキソプロフェン錠　3錠　分3

次の一手
- びまん性紅斑，浮腫が強く，一部に水疱形成が生じてきた場合は，下記を数日間追加。

プレドニゾロン錠(5〜10 mg)　1錠　分1　朝食後

- まれに急激な日焼け数日後から，曝露部位に紅色丘疹が多発して強い瘙痒を訴えることがある。多形日光疹の併発を考え，ステロイド外用薬をランクアップし，抗ヒスタミン薬内服，プレドニゾロン錠(5〜10 mg)/日内服を数日間行う。

治療に難渋したとき〜専門医への紹介のタイミング

- 下記の場合は皮膚科医，または入院設備のある大病院に紹介する。

1）広範囲，かつ水疱形成や発熱があり，脱水症の恐れのある場合
- 広範囲熱傷に準じた輸液，創面保護処置が必要となる。
- 高度の皮疹の場合，ソラレンなど光感作性物質による光毒性皮膚炎の可能性も考慮。
- 光線性結膜炎があれば眼科受診を勧める。

2）粟粒大紅色丘疹が多発して瘙痒が強い場合
- 多形日光疹など光線過敏症を併発している可能性がある（図2）。

3）1〜2週後から強い色素沈着（サンタン）を生じ，炎症後の色素沈着を患者が懸念する場合
- 美容皮膚科での対応（自費診療を含む）がよい。

文献
1) Han A, et al : Management of acute sunburn. Am J Clin Dermatol 5 : 39-47, 2004
2) 上出良一：太陽紫外線による皮膚障害　サンバーンの治療：日皮会誌 124：1115-1119, 2014
3) Faurschou A, et al : Topical corticosteroids in the treatment of acute sunburn : A randomized, double-blind clinical trial. Arch Dermatol 144 : 620-624, 2008

（上出良一）

掌蹠膿疱症

> **エッセンス**
> - 皮膚症状・骨関節症状ともに，他科領域にある発症原因の検索と治療が治療の第一歩．
> - 発症契機は複合的であるが，日本人例では歯性病巣，病巣扁桃，副鼻腔炎など病巣感染が多く，通常，これらは無症状である．
> - 10～30％に骨関節炎を伴う（掌蹠膿疱症性骨関節炎）．
> - その他，自己免疫性甲状腺炎，糖尿病，頑固な便秘や過敏性腸症候群，喫煙をチェック．
> - 膿疱にマキサカシトール軟膏，炎症にステロイド外用薬を用いるが，塗り方が重要．

処方のスタンダード

第一選択

・掌蹠膿疱症では，発症契機の検索と治療を優先する（図1, 2）。歯科・歯科口腔外

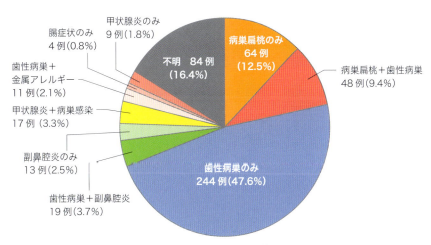

図1　掌蹠膿疱症における病巣感染ほかの併存率（n＝513）
〔小林里実：治療に難渋する病態への対応─掌蹠膿疱症の診断と治療．皮膚臨床 60：1539-1544，2018より〕

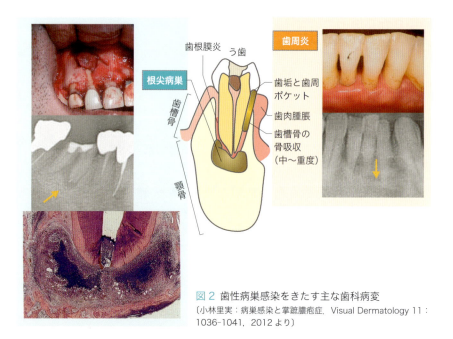

図2 歯性病巣感染をきたす主な歯科病変
〔小林里実：病巣感染と掌蹠膿疱症. Visual Dermatology 11：1036-1041, 2012 より〕

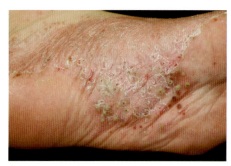

図3 掌蹠膿疱症
膿疱と紅斑と鱗屑の3つの要素からなる。

科，耳鼻咽喉科，糖尿病内科，内分泌内科，消化器内科などと連携を図る。
・掌蹠膿疱症の治療は他科と連携する侵襲的治療が含まれる。不要な医療行為を避ける必要性から，確実な診断がスタートラインである。

■発症契機と考えられる原疾患の治療中
・歯性病巣，病巣扁桃の治療の補助としてマクロライド系抗菌薬が有効。副鼻腔炎にもよく用いられる。
・膿疱に対し，活性化ビタミンD_3外用薬であるマキサカシトール軟膏が有効（図3）。他に保険適用があるのは低濃度カルシポトリオール軟膏のみ。
・その他，ステロイド外用薬，骨関節炎に対しNSAIDsを用いる。

- 薬を擦り込まない，めくれるカワ（鱗屑）を整えない，掻かない，保湿を徹底する。

1）皮疹
- マキサカシトール軟膏，ステロイド外用薬，親水軟膏などの保湿薬，亜鉛華単軟膏（リント布に伸ばして重層貼付）を用いる。

2）骨関節炎による疼痛
- 下記を適宜用いる。

1）ロキソプロフェン 180 mg 分3
2）NSAIDs 湿布薬

3）皮疹と骨関節炎
- 下記を適宜用いる。

1）マクロライド系，テトラサイクリン系などの静菌的抗菌薬
2）ビオチン 4.5 g 分3（皮膚炎に対する保険適用は 2 g），ミヤBM® 3 g 分3（特に腸症状がある場合は考慮），ビタミンCも併用されることが多いが根拠は不明
3）ビオチン注射 2V 筋注または皮下注 1～2週ごと

次の一手

- 高用量ビオチン*が皮疹，骨関節炎の疼痛に奏効することがある。ただし，根本的な治療ではない。
- 身動きがとれないほどの激痛であっても，発症契機の治療なしには，免疫抑制薬，免疫調整薬の効果は一時的で，しかも保険適用外である。治癒を目指す原因治療が原則である。
- 歯科金属アレルギーによる例は諸家の統計でも5％程度にすぎず，患者の経済的負担も大きいため，歯科金属除去の実施は，広範囲に均一な皮疹を呈し，病巣治療が無効な場合に金属パッチテストの結果を踏まえて慎重に判断する。

■原疾患の治療を終えてから

第一選択

- 発症契機となる疾患から，dysbiosis に対する自然炎症の関与が指摘されている。病巣感染は真の感染症ではなく，免疫反応であるため，病巣治療終了より半年～1年，症状がくすぶりながら軽快していくことを事前に説明しておく。

＊：1施設で掌蹠膿疱症患者30名にビオチン9 mg/日を経口投与し，効果不十分例に2～3回/週のビオチン2 mg筋注を追加したところ，2か月～1年10か月で，皮疹の治癒または略治4例，著効7例，有効6例で，56.7％に効果がみられたとしている[1]。最近，他の治療併用下でビオチン4～6 mg/日経口投与し，PPPASI 70％以上の改善が24例（80％）でみられたとの追加報告がある[2]のみで，エビデンスに乏しいが，ビオチン内服または注射で皮疹や骨関節炎による疼痛の軽減がみられることがあるほか，併用する酪酸菌，ビタミンCの効果に関する検討も課題である。

次の一手

1)皮疹

チガソン®カプセル　(10 mg)/日(催奇形性あり，処方には専用の同意説明文書が必要)

2)漢方治療

・以下のいずれかを用いることで補助的効果が得られることがある．

1)黄連解毒湯　2〜3包/日
2)消風散　2〜3包/日
3)荊芥連翹湯　3包/日
4)十味敗毒湯　3包/日

3)骨関節炎を伴う場合

・ビスフォスフォネート製剤 保外 を用いる．歯科医との連携が必要．
・また，以下のいずれかを用いることで補助的効果が得られることがある．

1)麻杏薏甘湯　1〜2包/日
2)大防風湯　1〜2包/日

治療に難渋したとき〜専門医への紹介のタイミング

1)皮疹が重症で歩行困難となるなど日常生活に支障を及ぼす場合

・皮膚科医に紹介し，外用療法指導，紫外線療法，生物学的製剤適応の判断(日本皮膚科学会による生物学的製剤承認施設)など専門的な治療を行う．

2)マキサカシトール軟膏で悪化がみられる場合

・刺激性接触皮膚炎がみられる場合は中止する．
・外用範囲を越えて過剰な落屑がみられる場合は，効果の一部であるため，膿疱が破けたタイミングで外用を止めて保湿薬に切り替えるなど，皮膚科医による判断が必要．

3)治療開始時，外用療法の効果が全くみられない場合

・診断を誤っている可能性がある．接触皮膚炎やアトピー性皮膚炎患者の手足病変，白癬のほか，金属アレルギー性皮膚炎(金属パッチテストを要する)，好酸球性膿疱性毛包炎，皮膚悪性リンパ腫など，鑑別に皮膚生検を必要とする疾患がある．
・感染病巣は通常では治療対象にならない無症状の病変がほとんど．扁桃摘出術や抜歯などに踏み切る前に，皮膚科医による診断確定を要する．

4)発症契機が明らかでなく皮膚または骨関節炎の症状が重症の場合，あるいは病巣治療後半年以上改善の兆しがみられない場合

・感染病巣を発見しにくい例は多々あり，まず，病巣が残っていないか再検討する．皮膚科医はもとより，歯科医にも経験が必要．
・発症契機がない例では，補助療法を組み合わせる．重症であれば生物学的製剤の適

応も考慮される。

5)感染病巣を治療後も骨関節炎症状が進行する場合

・特に，脊椎炎や大腿骨頭部などの荷重部位で骨折のリスクがある場合は，生物学的製剤を要する。現在のところ，抗 IL-23 抗体製剤のグセルクマブは掌蹠膿疱症に保険適用がある。

文献

1) 牧野好夫，他：Biotin 療法．田上八郎（編）：皮膚科 MOOK 2 乾癬とその周辺疾患．pp 237-244，金原出版，1985
2) 橋本喜夫，他：ビオチンを長期投与した掌蹠膿疱症 30 例の臨床経過―特に PPPASI による検討．旭厚医誌 23：3-9，2013

(小林里実)

胼胝・鶏眼

> **エッセンス**
> - 足底疣贅と鑑別する。
> - 疼痛があれば剝削処置を行う。
> - 再発防止のために，自宅での外用処置や靴の選び方などの生活指導をする。
> - 二次感染がある場合には皮膚科医へ依頼，骨変形が著しい場合には整形外科医へ依頼する。

処方のスタンダード

- 胼胝，鶏眼は圧迫や摩擦などの機械的刺激が持続的に皮膚に加わることにより生じる限局性の角質増殖(図1a)。
- 鑑別診断は足底疣贅が第一に挙げられる(図1b)。若年者の足底では，疣贅の頻度が高い。垂直方向に押して圧痛を認めるものは鶏眼で，つまんで痛みを伴うものは疣贅。また，疣贅では剝削後に点状の出血点が出現する。
- 治療は自覚症状や基礎疾患の有無などにより異なる。健常人で自覚症状のない場合は治療の必要なし。治療適応となるのは，①疼痛を有する場合，②知覚障害(糖尿病など)を有する患者で加重部位に生じている場合，③患部皮下に出血を認める場

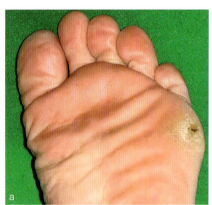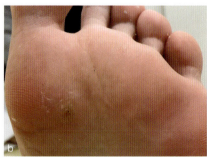

図1 a：胼胝。限局性の角質増殖に，角層内の出血を伴っている。いずれも機械的刺激による。
　　b：鶏眼。角層内の出血は点状である。ヒトパピローマウイルス感染による。

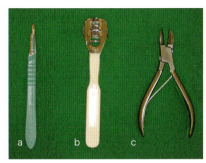

図2 a：15番メス
　　 b：コーンカッター
　　 c：リストン型爪切鉗子（ニッパー）

合，など。
- 治療の第一選択は肥厚した角層の剥削処置。

第一選択
- 肥厚した角層の除去（剥削処置）を図2に示す用具で行う。
- 胼胝ではメス，野菜皮むき器のようなコーンカッターなどを利用する。
- 鶏眼ではメスあるいはリストン型爪切鉗子（ニッパー）で中央部を切除。

次の一手
- 角化部が厚くて硬く，メスやニッパーで剥削処置が困難な場合は，50％サリチル酸含有絆創膏（スピール膏®M）を用いる。患部より少し小さめに塗布し，2〜5日テープ固定を行い軟化させた後に処置する。ただし，糖尿病などの基礎疾患のある患者では感染を生じることがあるため，1〜2日程度の短期間とする。
- 角質溶解作用のある尿素含有外用剤（ケラチナミンコーワクリーム20％，パスタロン®ソフト軟膏20％）やサリチル酸含有外用剤（10％サリチル酸ワセリン東豊）を1日に2〜3回程度外用することで患部を軟化させ，痛みを軽減することが可能。
- 靴についての指導も重要。患者自身が適した靴を見つけることが困難な場合もあり，「足と靴と健康協議会」（http://www.fha.gr.jp/index.php）などを利用することも1つの方法。また，健康保険を用いて治療用の靴型装具（オーダーメード靴）を作製することが可能。医師の意見書が必要となるため，整形外科医あるいは皮膚科医へ紹介が必要。
- 趾の変形や骨・関節異常に対しては，ポリマージェルクッションで作られたトゥ・セパレーターやトゥ・チューブ（図3）などを使用することが簡便。必要に応じて整形外科医へ紹介。

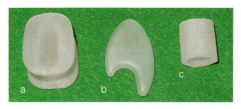

図3 a：トゥ・スプレッダー（外反母趾の際に第1，2趾間に使用）
　　b：トゥ・セパレーター（あらゆる趾間に使用できる）
　　c：トゥ・チューブ（足趾にかぶせて使用）

治療に難渋したとき〜専門医への紹介のタイミング

・下記の場合は専門医に紹介。
1）糖尿病患者に生じた胼胝
・糖尿病患者では，胼胝，鶏眼に二次感染をきたしている場合がある。悪臭や滲出液・膿を伴う場合には皮膚科医へ紹介が必要。
2）尋常性疣贅が疑われる場合
・尋常性疣贅の治療は液体窒素による凍結療法が第一選択となる。
3）骨変形が著明な場合
・外反母趾，内反小趾，扁平足など，胼胝や鶏眼を生ずる原因として骨変形がある場合は難治であり，局所の感染症のリスクも高い。整形外科医へ紹介。

（本田ひろみ，朝比奈昭彦）

毛孔性苔癬

> **エッセンス**
> - 尿素軟膏などで角質を融解する。
> - 活性型ビタミン D_3 外用薬や，炎症がある場合にはステロイド外用薬も過角化の抑制に効果がある。ディフェリン®ゲル外用も過角化の抑制に効果あり。
> - 広範囲にわたる場合にはレチノイド（エトレチナート）内服が有効。
> - 難治な場合にはケミカルピーリングやレーザー治療も選択肢の1つ。

処方のスタンダード

- 毛孔性苔癬は，多発性の毛孔部の過角化を伴う角化性丘疹に，紅斑を伴う炎症を認めることもある遺伝性の疾患。
- 好発部位は，上腕外側や大腿伸側，臀部などである。
- 罹患部の皮膚は，鳥肌が立ったような，あるいはおろし金様のざらざらした外観を呈する。自覚症状はほとんどないが，しばしば整容的に問題になる(図1)。
- 角質を融解する目的で尿素軟膏（ウレパール®，パスタロン®，ケラチナミン®など）やサリチル酸ワセリンを使用する。
- 炎症と過角化の抑制を目的に，活性型ビタミン D_3 外用薬 保外 （マキサカルシトール，タカルシトール，カルシポトリオール）やレチノイド外用薬 保外 （アダパレン）を用いる。
- 病変が広範囲に及び，外用薬では治療が難しい場合にはレチノイドの1つであるエトレチナート（チガソン®）の内服が有効。
- 耳前部から下顎にかけて紅斑を伴う毛孔角化性丘疹を生じる疾患として，顔面毛嚢性紅斑黒皮症(図2)があるが，毛孔性苔癬の一亜型とみなされている。
- 罹患部位が広範囲な症例，あるいは整容的QOLを低下させている症例，外用や内服では難治な症例などの場合には，保険適用外であるがレーザー治療やケミカルピーリングが有効。

第一選択

- 下記のいずれかを用いる。

1) ウレパール®軟膏　1日2回　塗布
2) サリチル酸ワセリン　1日2回　塗布

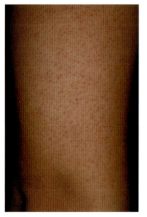
図1 毛孔性苔癬

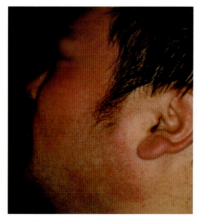
図2 顔面毛囊性紅斑黒皮症

3)ディフェリン®ゲル　1日1回　塗布
- 通常は，根気よく尿素軟膏を外用することで毛孔の角質が融解し，毛孔一致性の角化性丘疹はかなり軽快する。
- 炎症が強い場合にはステロイド外用薬の併用が有効。
- サリチル酸ワセリンも角質融解に有効。
- 活性型ビタミンD_3外用薬やレチノイドゲルには表皮の分化(角質化)を正常化あるいは抑制する働きがあり，本症に有効。これらの薬剤を外用する場合には，刺激による紅斑やひりひり感があるので注意が必要。

次の一手
- 外用が有効でない場合には，レチノイドの内服を試みる。

チガソン®カプセル　10 mg　1カプセル　分1　朝食後
- レチノイドには，表皮細胞の角質化を抑制する働きがあり，毛孔部角化抑制に有効。
- レチノイド，特にわが国で使用されているエトレチナート(チガソン®)は，体内貯留時間が長く，催奇性があるため，男女ともに挙児希望の患者を治療する場合には注意が必要。

治療に難渋したとき～専門医への紹介のタイミング
- 整容的にQOLが高度に障害されている症例では，ケミカルピーリングやレーザー治療(保険適用外)も治療の選択肢となりうる。
- 整容的な訴えが強い場合や，外用，内服治療で効果が十分に得られない場合には，ケミカルピーリングやレーザー治療を行っている皮膚科医を紹介することも重要で

ある。
- pulsed dye laser(PDL)，Qスイッチ 1,064 nm Nd：YAG レーザー，炭酸ガスレーザーなどの有効性の報告がある。
- 毛孔性苔癬は比較的頻度の高い疾患であるが，全身の広範囲に皮疹がみられる症例や，萎縮性の変化を伴う症例(keratosis pilaris atrophicans)，心臓血管系の奇形を伴う症例(cardiofaciocutaneous syndrome)など，珍しい症候群に伴う毛孔性苔癬も知られている。
- 通常の範囲を越えた分布を示す症例や，他の疾患を合併する場合，治療に難渋する症例については皮膚科医を紹介することが望ましい。

文献

1) Park KY, et al : Combination peel with incorporated fractional prickle coral calcium for the treatment of keratosis pilaris : a pilot study. J Dermatolog Treat 25 : 314-318, 2014
2) Saelim P, et al : Long-pulsed 1064-nm Nd : YAG laser significantly improves keratosis pilaris : a randomized, evaluator-blind study. J Dermatolog Treat 24 : 318-322, 2013
3) Siegel DH, et al : Dermatological findings in 61 mutation-positive individuals with cardiofaciocutaneous syndrome. Br J Dermatol 164 : 521-529, 2011

（小宮根真弓）

7. 炎症性角化症・角化症

乾癬

> **エッセンス**
> - 重症度に加え QOL に配慮し，治療計画を考案する。
> - 第一選択は外用療法だが，漫然とした外用は患者のストレスとなる。
> - 外用療法で効果不十分な場合は全身療法に切りかえる。
> - 難治な患者，関節症状を有する患者は早めに皮膚科医に紹介する。

- 乾癬とは，炎症性角化症の1つで，頭部，肘部，膝部，腰部などの擦れる部位を中心とした鱗屑を伴った紅斑局面を特徴とする疾患である(図1)。
- その外観より QOL は著しく低下する。

処方のスタンダード

- 乾癬の治療の第一選択は外用療法となる。
- 外用療法で難治な場合は，①全身療法(シクロスポリン，エトレチナート，アプレミラストなど)，②光線療法(ナローバンド UVB 療法，エキシマライト)などを行い，これらが無効な場合は生物学的製剤(アダリムマブ，セクキヌマブなど)を用いる。

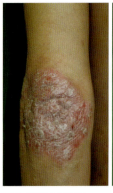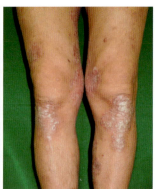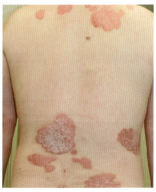

図1 乾癬の臨床像

第一選択

- 外用療法は，①ステロイド外用薬，②活性型ビタミン D_3 外用薬，③ステロイド・活性型ビタミン D_3 配合薬の 3 種が主治療法。ステロイド外用薬と活性型ビタミン D_3 外用薬の特性を表 1 にまとめた[1]。
- ステロイド・活性型ビタミン D_3 配合薬は，ステロイド外用薬，活性型ビタミン D_3 外用薬を単独で使用するよりも有効性が高いことが報告されており，早期の治療効果を期待するときはステロイド・活性型ビタミン D_3 配合薬を第一選択とすべきであろう。
- 徐々にステロイド外用薬使用の頻度を減らし活性型ビタミン D_3 外用薬単独で治療できるように切りかえることが理想的である。

①ステロイド・活性型ビタミン D_3 配合薬(マーデュオックス®，ドボベット®)

- 処方用量の目安は，病変面積(BSA)1%(手の掌 1 枚分)で 7.5 g/月である[2]。
- 有効性，利便性の観点から第一選択薬となる。

②活性型ビタミン D_3(オキサロール®など)(平日)，ステロイド(アンテベート®など)(週末)

- 漫然としたステロイドの使用は副作用(皮膚の萎縮や毛細血管の拡張)を生じる。
- 一方，活性型ビタミン D_3 外用薬単独では効果発現に時間を要する。
- 活性型ビタミン D_3 外用薬(平日)，ステロイド外用薬(週末)に外用することにより両者の欠点を補い，有効性が期待できる用法の 1 つ。

次の一手

- 外用療法が困難とされるケースは，①病変面積(BSA)が 10%を超える症例，②小型の病変が多発している症例(滴状乾癬)などが挙げられる。
- BSA が 10%以上では，外用薬の必要量が 75 g/月(1 日 1 回)になり[2]，外用のスト

表 1 ステロイド外用薬と活性型ビタミン D_3 外用薬の比較

	ステロイド外用薬	活性型ビタミン D_3 外用薬
効果発現	早い	遅い
寛解維持	短い	長い
副作用(皮膚局所)	皮膚萎縮 毛細血管拡張	刺激感 色素沈着
副作用(全身)	副腎機能	高 Ca 血症
剤形	軟膏 クリーム ローション シャンプー	軟膏 ローション
薬剤費	安価	高価

- レスが増加する。
- また，小型の病変が多発するケースでは個々の病変に外用することは困難であるため，結果的に治療効果が上がらないことが多い。
- 全身療法の第一選択として，低用量シクロスポリン療法や低用量エトレチナートが挙げられる。これらの薬剤は高用量では高い有効性を有するものの，副作用の出現頻度も上昇するため，低用量から開始することが妥当。

1）シクロスポリン

ネオーラル® 1.5〜2.0 mg/kg/日 分1 朝食前[3]

- シクロスポリンは感染症，血圧上昇，腎障害などの副作用があり，低用量で開始。

2）エトレチナート

チガソン® 10 mg/日 分1 夕食後[3]

- エトレチナートは，粘膜障害，脂質異常，肝障害，避妊の問題がある。
- 10 mg では治療効果に乏しいことが多いが，副作用の問題があるため，低用量から開始し，1 か月ごとに少しずつ用量を増やす。

3）生物学的製剤（コセンティクス®，ヒュミラ®など）

- 従来の治療法と比較し，有効性が高く，臓器障害が少ないという利点がある。高い治療効果により皮疹がない状態にすることが可能となった。
- 実施には生物学的製剤承認施設（日本皮膚科学会ホームページ［https://www.dermatol.or.jp/index.html］参照）に紹介する必要がある。

4）紫外線療法

- UVB を利用する narrow-band UVB 療法とエキシマレーザーを使用する方法がある。全身性の副作用を生じるリスクが低いことが利点であるが，週1〜3回程度の施行が必要。

治療に難渋したとき〜専門医への紹介のタイミング

1）関節症状が出現した患者

- 乾癬患者の約 10％に関節症状を合併。
- 進行した場合は，変形は不可逆的となるため早期診断（MRI などの画像診断）・早期治療（生物学的製剤など）が必要。

2）外用療法・全身療法で難治な患者

- 漫然としたステロイド外用薬の使用は皮膚の菲薄化，膿疱化などの副作用が生じる。
- また，アプレミラストの長期治療の経済的負担は生物学的製剤より高額。

3）重症な乾癬患者

- 重症な乾癬患者では心血管系のリスクが高い。したがって，重症例では生命予後の

観点からも早期に全身療法を行う必要がある。

4) 小児・高齢者の乾癬患者
- 小児・高齢者では，外用薬で副作用が生じやすいことや，全身療法では成人と適正用量が異なる。
- 小児，高齢者では治療経験が豊富な専門施設に紹介すべきである。

文献
1) 梅澤慶紀，中川秀己：乾癬治療薬の作用機序（図説）．日本臨床 76：2-7，2018
2) Finlay AY, et al："Fingertip unit" in dermatology. Lancet 155：2, 1989
3) 梅澤慶紀，他：シクロスポリンとエトレチナート．MB Derma 246：43-49，2016

（梅澤慶紀）

扁平苔癬

> **エッセンス**
> - 皮膚病変，粘膜病変ともにステロイド外用薬が治療の第一選択。
> - 長期間，漫然とステロイド外用薬を使用しないように努める。
> - ステロイドのテープ剤，エトレチナートの内服も治療選択肢の１つ。

処方スタンダード

- 扁平苔癬は，皮膚(爪を含む)と粘膜に生じる角化異常を伴う慢性の炎症性角化症であり，罹患部位により治療法を考える。
- 誘因や悪化因子を取り除くことをまず考える。原因は不明なことが多いが，薬剤，歯科金属などの接触抗原(金属アレルギー)，肝疾患(C型肝炎)が特定されることがまれにあるため詳細な問診が必須。
- 誘因や悪化因子が見つからない場合でも有効な治療法が多く，また自然治癒がしばしばみられる。

■皮膚病変(図１)

第一選択

- ステロイドによる外用療法が基本。皮疹の生じている部位や瘙痒の強さによりstrong, very strong, strongest クラスの外用薬を選択する。

1) リンデロン®Vクリーム　１日２回　塗布(体・四肢)
2) アンテベート®クリーム　１日２回　塗布(体・四肢)

次の一手

- ステロイドのテープ剤(ドレニゾン®テープ)が効果的なことがある。外用薬を単純塗布するより経皮吸収がよいため改善が期待できる。12時間または24時間ごとに貼りかえるが，まずは夜間のみ貼付することから試みるとよい。

■粘膜(口腔内，口唇)病変(図２)

第一選択

- 口腔内病変に対しては，口腔用のステロイドを使用する。漫然と使用すると口腔内カンジダを誘発するため，軽快したら塗布を中止する。
- 口唇病変に対しては，前述した皮膚病変に使用するステロイドよりランクが低いもの(mild〜strong クラス)を使用する。

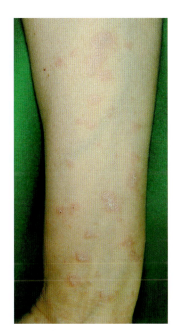

図1 皮膚病変

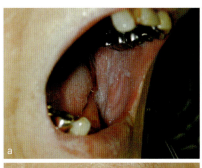

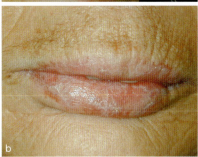

図2 粘膜病変
a：口腔内，b：口唇

1)デキサルチン®軟膏またはケナログ®軟膏　1日1～数回　塗布(口腔内)
2)ロコイド®軟膏　1日2回　塗布(口唇)

次の一手

- びらん，潰瘍，出血を伴う口唇の扁平苔癬はステロイド外用薬を用いても難治なことがある。ステロイドにより皮膚，粘膜の再生が障害されている可能性が高いためと考えられる。その際にタクロリムス軟膏(保険適用外)を使用すると効果が得られることも多い。
- エトレチナートの内服が効果的なことがある。しかし，同薬剤を内服後，口唇乾燥・口唇炎を生じる副作用の頻度が高いため，口唇に皮疹が存在する場合は注意が必要である。そのため，少量投与(10 mg/日)より試みることが望ましい。

治療に難渋したとき～専門医への紹介のタイミング

- 表皮肥厚の強い扁平苔癬では有棘細胞癌が発症するリスクがあり注意を要する。
- 口唇病変は，鑑別疾患としてエリテマトーデスや日光角化症などが挙げられ，生検が必須となるため皮膚科医への紹介が望ましい。

(福地　修)

尋常性白斑

> **エッセンス**
> - 主な病型は，神経支配領域に関係なく生じる非分節型と，皮膚分節に沿って生じる分節型。
> - 病型と病勢(進行性と非進行性)に分けて，年齢を考慮したうえで外用療法，紫外線療法，外科的治療などの治療の選択を行う。
> - 自己免疫疾患の合併の有無を確認しておく。
> - 抗核抗体，甲状腺に対する自己抗体，Sjögren症候群，関節リウマチ，悪性貧血，Ⅰ型糖尿病などの検査を行う。

処方のスタンダード

- 白斑の病態と治療の効果やリスクを十分理解したうえで，「尋常性白斑診療ガイドライン」[1]に準拠した治療を行う。

第一選択

- わが国のガイドラインでは，進行性と非進行性に分けて治療が推奨されている。
- 進行性の白斑の場合，15歳以下では，顔面は活性型ビタミンD_3外用，ステロイド外用の順で，体幹・四肢ではステロイド外用，タクロリムス外用，活性型ビタミンD_3外用の順で推奨されている。
- 活性型ビタミンD_3外用は日光浴との併用が推奨されている。

1) マイザー®軟膏　1日2回(体)
2) アルメタ®軟膏　1日2回(顔)
3) プロトピック®軟膏　1日2回
4) オキサロール®軟膏　1日2回

- 16歳以上であれば，紫外線療法や前述の外用薬との組み合わせが推奨されており，難治であればステロイド内服や免疫抑制薬内服を行う。
- 注意すべきは15歳以下では紫外線療法は推奨されていない点である。小児期の紫外線曝露は皮膚癌発症のリスクになることが知られており，リスクを考慮した治療選択が必要。
- わが国ではタクロリムス軟膏と光線療法の併用は禁忌であり要注意。
- タクロリムス軟膏は1日1回より2回外用したほうが効果的である，さらに密封

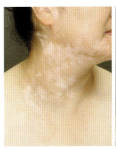 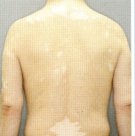 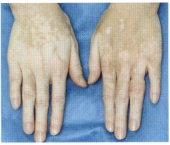

図1 分節型　　図2 非分節型（汎発型）　　図3 手背の白斑

療法がより効果的である．効果判定は3～4か月を目安に行う．
- ステロイド外用薬は部位によりランクを分けて使用する．一般的には顔にはmedium，顔以外にはstrongかvery strongクラスを使用する．
- 2か月使用しても効果がみられない場合は長期間の連用による副作用を避ける意味でも他の治療に変更する．また顔や頸部では皮膚萎縮が生じやすいために注意が必要．
- 汎発型ではステロイド外用の効果は20％以下であり，他の治療が望ましく，ナローバンドUVB療法が第一選択．
- 非進行性ではナローバンドUVB療法やPUVA(psoralen-ultraviolet A)療法，エキシマレーザー/ライトなどの紫外線療法にステロイド外用薬や活性型ビタミンD_3外用薬が推奨される．
- また，海外では分節型（図1）と非分節型（図2）に分けた治療も推奨されている[2]．
- 分節型や限局した非分節型では第一選択は外用薬，第二選択がナローバンドUVBなどの紫外線療法である．
- 非分節型では第一選択は紫外線療法，第二選択はステロイドや免疫抑制薬の内服療法である．
- いずれの場合も難治であれば最終的には皮膚移植などの外科的治療やカモフラージュメイクも考慮する．

次の一手
- 紫外線療法にはPUVA療法やナローバンドUVB療法があるが，効果や再発率，副作用の点からはナローバンドUVB療法が有意に優れているという報告が多い．
- ガイドライン[1]では，白斑部に100，200，300 mJ/cm^2を照射し，最小紅斑量(minimal erythema dose；MED)を測定し，その70％から開始し，以降10％ずつ増量して照射する方法を例として挙げている．
- 1～3回/週を6か月もしくは60回までを目安にし，3日連続照射を避けるように

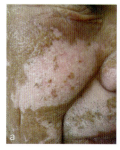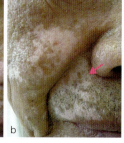

図 4 治療例
a：治療前，b：治療後
近赤外線と活性型ビタミン D_3 外用で治療し，周囲から色素の再生と点状の色素斑(矢印)がみられるようになった。

する。
- 顔，頸部，体は四肢より反応しやすく，手足の白斑(図3)に対する効果は低い。
- エキシマレーザー/ライトについてはナローバンド UVB 療法より色素再生の効果が期待できるという報告があり，治療を試みる価値はある。
- いずれも治療開始前に効果とリスクを十分に説明し同意を得てから治療を開始する。
- 紫外線照射により健常部皮膚のみが色が濃くなったり肝斑が目立つようになることがあり，サンスクリーンの使用を含め整容面での配慮が必要である。
- 赤外線照射や近赤外線照射と活性型ビタミン D_3 外用の併用が有効だった症例が報告されており[3]，小児例や紫外線照射を避けたい症例には試みてもよい(図 4)。
- 進行例にはステロイド内服(プレドニゾロン 0.3 mg/kg/日)やメチルプレドニゾロン 500 mg を 3 日間などのパルス療法，あるいはシクロスポリンなどの免疫抑制薬が使用されることがあるが，エビデンスの高い報告は少ない。
- 最近，新規乾癬治療薬のアプレミラストが難治性白斑に有効だった症例が報告されている[4]。
- 外科的療法は，1 年以内の進行がなく köbner 現象を示さない症例に対して，整容的に問題となる部位に対して行う[5]。
- 1 mm グラフト，点状植皮術，吸引水疱植皮術，培養メラノサイト植皮術などがあり，紫外線治療と併用するとさらに効果的。
- 汎発型は外科的治療で色素が再生してもその後に再脱色することが多いため治療適応の判断は慎重に行う。
- 新規治療薬として，ヤヌスキナーゼ(Janus kinase ;JAK)阻害薬の外用が有効であることを示唆する試験結果が報告されている[6]。
- JAK 阻害薬は関節リウマチや骨髄線維症する治療薬で，内服治療による白斑の改善の報告もあるが，外用薬としても新たな治療の選択肢として期待される。

治療に難渋したとき〜専門医への紹介のタイミング

・以下の場合は皮膚科医に紹介。
 1）進行性で広範囲の場合
 2）外用や紫外線療法を行っても治療に難渋する場合
 3）検査で合併症が見つかった場合

文献
1) 鈴木民夫, 他：尋常性白斑診療ガイドライン. 日皮会誌 122：1725-1740, 2012
2) Taïeb A, et al：Clinical practice. Vitiligo. N Engl J Med 360：160-169, 2009
3) 大仁田亜紀：尋常性白斑の新たな治療オプション　ビタミンD_3外用療法. Derma 101：184-189, 2005
4) Huff SB, et al：Repigmentation of Tenacious Vitiligo on Apremilast. Case Rep Dermatol Med 2386234, 2017
5) 髙田智也, 他：白斑治療の最前線　外科的治療. Derma 239：45-51, 2016
6) Rothstein B, et al：Treatment of vitiligo with the topical Janus kinase inhibitor ruxolitinib. J Am Acad Dermatol 76：1054-1060, 2017

（川口雅一）

8. 色素異常症

老人性色素斑（日光黒子）

> **エッセンス**
> - 患者を悩ませている"シミ"には老人性色素斑，肝斑，脂漏性角化症などの種類があり，見極めが必要。
> - 老人性色素斑の治療はQスイッチレーザーが第一選択。
> - いずれの"シミ"でも紫外線対策が重要。
> - 悪性黒子や日光角化症，基底細胞癌などを"シミ"と誤診しないように注意。

処方のスタンダード

- 一般に"シミ"と呼ばれるものには，老人性色素斑，肝斑，雀卵斑，脂漏性角化症，後天性真皮メラノサイトーシス，炎症後色素沈着などが含まれる。
- シミの種類によって治療が変わるので，初期の正確な診断が重要。
- 老人性色素斑の治療は基本的に保険適用外の治療が主体。色素沈着などの合併症を生じる治療もあるので，患者の希望やライフスタイルに合わせた治療を選択。

第一選択
1) Qスイッチレーザー治療
- 老人性色素斑にはQスイッチレーザー治療が第一選択。保険適用外になるが，高い治療効果を求める患者はレーザー治療ができる皮膚科や形成外科に紹介するのが望ましい。
- ただし，レーザー治療は照射後のスキンケア，徹底した紫外線対策が必要。また炎症後色素沈着や色素脱失などの合併症が起こりうることも伝える必要がある。

2) Intense pulsed light (IPL) 光治療
- IPL光治療は，小さい色素斑が散在性に多数ある患者にはよい適応となる。
- 保険適用外の治療であり，数回の照射が必要になる。

3) 美白剤治療（ハイドロキノンやトレチノインなど）
- 効果発現には時間がかかるが，安価で簡便。ただし，トレチノインは刺激作用がある。
- ハイドロキノンは代表的な美白剤であるが，白斑を生じる可能性もあり，長期使用には注意が必要。
- 上記機器を用いた治療と組み合わせることも多い。

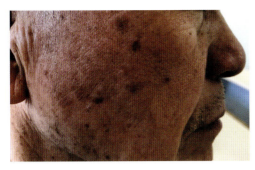

図1 老人性色素斑
長期の紫外線曝露により多数の老人性色素斑が発症。

> **次の一手**

- 老人性色素斑は慢性の紫外線曝露が原因であり，日常の紫外線対策は必須。日焼け止めのこまめな塗り直しなどの指導が重要。
- 紫外線対策は積極的な治療とは言えないが，新たなシミを予防するという点では大変重要(図1)。
- 老人性色素斑(特に顔面など露光部)の液体窒素による冷凍凝固療法は色素沈着のリスクが非常に高く，安易に行うべきではない。

治療に難渋したとき～専門医への紹介のタイミング

1)悪性腫瘍が疑われる場合
- 特に悪性黒子は，老人性色素斑と誤診されやすい。色素斑の濃さが一様ではなく，濃淡が不規則に混在する。

2)遺伝性対側性色素異常症や色素乾皮症が疑われる場合

(周東朋子)

9. 代謝異常症

眼瞼黄色腫

> **エッセンス**
> - プロブコール内服が第一選択。
> - 背景となる高コレステロール血症，特に家族性高コレステロール血症の有無を確認し，必要に応じて生活指導や動脈硬化の評価も必要。
> - 症例によっては切除や凍結療法も治療の選択肢の1つ。

- リポ蛋白を貪食した泡沫細胞が上眼瞼や時に下眼瞼に浸潤した状態で，黄色斑ないしは扁平に隆起する黄色結節となる（図1，2）。

処方のスタンダード

- プロブコール内服がスタンダード。治療期間や通院間隔についての患者の希望，病変の大きさと数，発症部位などもふまえて治療方針を決める。

第一選択

1）プロブコール

シンレスタール®錠(250 mg)　2錠　分2　朝・夕食後

- プロブコール臨床調査研究班によると50例中31例（62％）で有効以上の結果が得られている[1]。約3か月で効果が現れはじめ，治療期間は通常6か月～2年。完全に消褪する症例は10％程度とされているが，黄色腫の色調や厚みが軽減して目立ちにくくなる。

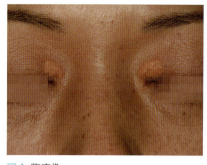

図1　臨床像

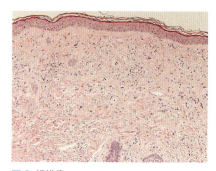

図2　組織像

- 眼瞼黄色腫の30〜50％で高コレステロール血症，約15％で早発性冠動脈疾患の合併率の高い家族性高コレステロール血症が背景にあるとされる．特に40歳以下，広範囲の眼瞼黄色腫，他の部位にも黄色腫がみられる場合は要注意．冠動脈疾患と脂質代謝異常の家族歴の有無を確認し，血中LDL-コレステロール，HDL-コレステロール，中性脂肪の値をチェックする．必要に応じて薬物治療の他，食事療法や運動療法などの生活指導，動脈硬化に伴う合併症の検索などが必要．

次の一手
- プロブコールは高コレステロール血症の有無を問わず有効であるが，スタチンはほとんど効果がない．

1) 切除
- 短期間で確実に治療できるメリットがある．上眼瞼溝に縫合線が重なるように切除できる小型の黄色腫が適応．ただし，黄色腫の大きさや部位，患者の眼瞼の形状により切除後の眼瞼外反，重瞼線の乱れや内眼角部に内眼角贅皮(蒙古ひだ)様の縦のつれをきたすため，手術を行うかどうか注意深く検討する必要がある．また，眼瞼の解剖学的特徴により術後は腫脹や皮下出血をきたしやすい．切除後も再発することが比較的多く，これらのことを患者によく説明して同意を得て行う．

2) 凍結療法
- ピンセットで持ち上げて黄色腫病変のみを凍結する．数回繰り返す必要がある．施術後しばらくは発赤腫脹を伴う．プロブコール内服との併用効果が報告されている[2]．

3) その他
- 炭酸ガスレーザーやNd：YAGレーザー，ヘパリンやデキストラン硫酸ナトリウムの腫瘤内への皮内注射などが行われる．

治療に難渋したとき〜専門医への紹介のタイミング
1) 重度の黄色腫がありプロブコールの内服単独では治療が困難と思われる場合
2) プロブコール内服で効果が得られず，追加の局所治療が必要な場合
3) 家族性高コレステロール血症が疑われた場合
- 包括的なリスク管理を必要とするため内科医への紹介を検討する．

文献
1) プロブコール臨床調査研究班：プロブコールの眼瞼黄色腫への治療効果．西日本皮膚 52：1230-1238, 1990
2) 橋本喜夫, 他：治療 眼瞼黄色腫に対するプロブコール内服と凍結療法の併用効果．皮膚臨床 57：80-84, 2015

(遠藤雪恵)

ニキビ（尋常性痤瘡）

> **エッセンス**
> - 急性炎症期（赤いニキビ主体）と維持期（面皰主体）に分けて考える。
> - 耐性菌への懸念から抗菌薬一辺倒の治療は避ける。
> - 維持期では BPO やアダパレン治療が主体。
> - アドヒアランスが悪いので，病態への理解，治療への満足，副作用軽減を図る。

処方のスタンダード

- ニキビの病態を十分理解したうえで「尋常性痤瘡治療ガイドライン 2017」に準拠した治療を行う（図1, 2）[1]。

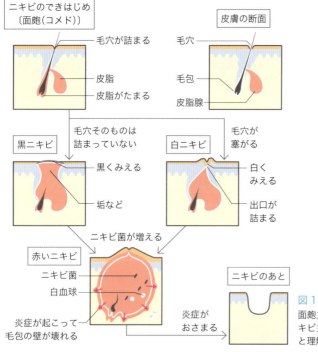

図1 ニキビの病態
面皰主体の非炎症期と赤いニキビ主体の炎症期とに分けると理解しやすい。

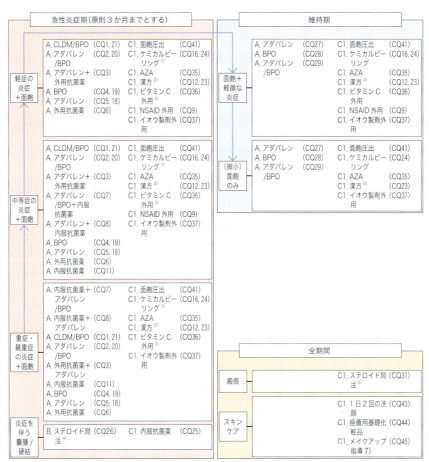

図2 日本皮膚科学会尋常性痤瘡治療アルゴリズム
〔林 伸和, 他：尋常性痤瘡治療ガイドライン2017. 日皮会誌 127：1267, 2017 より〕

■急性期

第一選択

- ほとんどの患者は急性炎症期の赤いニキビ（図3）を愁訴に受診する。初診時から1か月以内に目に見えて改善させることが治療を継続させるコツ。
- そのためにはニキビの病態の理解，皮膚刺激症状などの軽減，治療への満足度を高めることが求められる。

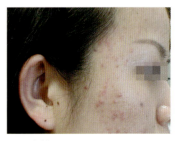

図3 急性期

- わが国のニキビ患者は軽症であっても早期から微少瘢痕を生じやすいので，早期治療介入が望ましい。
- 耐性菌への懸念から抗菌薬単独療法は好ましくないので，アダパレンあるいは過酸化ベンゾイル（benzoyl peroxide；BPO）含有製剤を第一選択とする。
- いずれの薬剤も皮膚刺激性があるので十分な説明と保湿外用薬の併用を心がける。皮膚刺激性はほぼ2週間で忍容される。副作用が発生してからの説明は単なる言い訳にしかならない。

1) デュアック®配合ゲル　1日1回　洗顔後，患部に適量を塗布

- 本剤は保湿薬を含有しているので比較的刺激が少ないが，刺激が強い場合は保湿薬の併用，発疹部のみの外用からはじめて全顔に拡大，ショートコンタクト療法（15分ほどで洗い流す）などの工夫をする。
- まれにアレルギー感作を生じることがある。BPOを含有するため耐性菌を生じにくいが抗菌薬を含むので使用は急性期の3か月を限度にする。
- クリンダマイシンは抗菌作用というよりも，抗炎症作用の目的で配合されている。配合剤なので利便性や外用アドヒアランスが向上する。

2) ベピオ®ゲル（BPO）またはディフェリン®ゲル（アダパレン）　塗布
3) 外用抗菌薬（アクアチム®クリーム，ダラシン®ゲル）とディフェリン®を併用

次の一手

1) 重症急性期

- 以下を併用。

1) エピデュオ®ゲル　塗布
2) 抗菌薬（テトラサイクリン，ミノサイクリン，マクロライドなど）　内服

- エピデュオ®ゲルは異なる作用機序を有する有効成分の配合剤なので相補的に作用して相乗効果が期待できる。

■維持期

第一選択

- 非炎症期あるいは寛解後の維持期には面皰(図4)の新生予防が治療の主眼。
- 面皰は毛漏斗部の角質肥厚による閉塞なので角質剥離作用(ピーリング作用)あるいはレチノイドによる角質細胞の分化抑制作用を有する外用薬を処方。

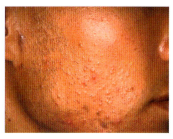

図4 面皰

ベピオ®ゲル(BPO)またはディフェリン®ゲル(アダパレン)　1日1回　洗顔後,患部に適量を塗布

- ベピオ®ゲルには抗菌作用とともに角層剥離作用があり,ディフェリン®ゲルには角層剥離作用とともにレチノイドとしての角質細胞分化抑制作用がある。
- いずれも皮膚刺激性があるので保湿薬を併用することが望ましい。
- ベピオ®ゲルはまれにアレルギー感作を生じることがある。

次の一手

- 再発は肉眼的には判別できない微小面皰として始まるので,急性期治療後も治療を中断せず連続的に維持療法に移行することが望ましい。
- 洗顔などのスキンケアの励行,ヘアスタイル,悪化要因となることが判明している食品などに対処することも必須。

治療に難渋したとき～専門医への紹介のタイミング[2]

- 下記の場合は皮膚科医に紹介。

1)劇症ニキビ

- 顔面以外に胸部や背面にも発疹があり,通常の治療では反応が期待できず,瘢痕を残すことが予想される場合。

2)思春期後ニキビ

- 25歳過ぎた女性の下顎などにみられるニキビで,多発性卵巣囊腫の合併やホルモン療法の必要がある場合。

3)ニキビ瘢痕

- ケミカルピーリングやステロイド局注などが必要な場合。

文献

1) 林　伸和, 他：尋常性痤瘡治療ガイドライン2017. 日皮会誌 127：1261-1302, 2017
2) 林　伸和, 宮地良樹(編)：ファーマナビゲーター「にきび治療編」, メディカルレビュー社, 2016

(宮地良樹)

酒皶

> **エッセンス**
> - 安易にステロイドを外用しない。
> - 疾患名で薬剤を選択するのではなく，皮疹に合わせて薬剤を選択。
> - 薬物治療だけではなく，症例ごとに生活指導，食事指導する。

処方のスタンダード

- 「尋常性痤瘡治療ガイドライン 2017」に酒皶に関する項目が付記されているが(表1)[1]，スタンダードと言える標準治療は確立されていない。皮疹に合わせて薬剤を選択する。

■第1度酒皶(図1)

第一選択

- 筆者らは，固く絞ったおしぼりを冷蔵庫にストックしておき，こまめに冷やすこと

表1 「尋常性痤瘡治療ガイドライン 2017」による酒皶治療

外用	CQ S1	酒皶に外用治療は有効か？	C2	丘疹膿疱型酒皶に，メトロニダゾールやアゼライン酸を外用してもよいが，推奨はしない。また，使用にあたっては保険適用外であることや，基剤や濃度に配慮する必要がある。
内服	CQ S2	酒皶に内服治療は有効か？	C2	丘疹膿疱型酒皶に，ドキシサイクリン，ミノサイクリン，テトラサイクリンの内服を行ってもよいが，推奨はしない。漢方や，毛包虫が検出された場合のイベルメクチン，メトロニダゾールの内服については，現時点では推奨しない。
施術	CQ S3	酒皶にレーザー治療・光線療法は有効か？	C2	紅斑毛細血管拡張型酒皶の治療に，パルス色素レーザー(595 nm)，Nd:YAG レーザー(1,064 nm)，intense pulsed light を使用してもよいが，推奨しない。また，保険適用外であることや再発についての十分なインフォームドコンセントが必要である。
スキンケア	CQ S4	酒皶にスキンケアは有効か？	C1	酒皶に，適切な遮光と，低刺激性の洗顔料や保湿薬の使用についての指導を選択肢の1つとして推奨する。

〔林 伸和，他：尋常性痤瘡治療ガイドライン 2017．日皮会誌 127：1299-1301，2017 より〕

を指導している。
- 香辛料を使用した刺激の強い食事や飲酒を控える。夜更かしをせず，規則正しく生活する。
- 過度の日光曝露を避ける。サンスクリーン剤塗布が刺激となる患者には，日傘やつばの広い帽子の着用を推奨する。
- 室内外の移動などによる急激な温度変化を避ける。

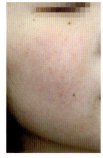
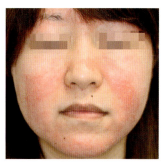

図1 第1度酒皶　　図2 第2度酒皶

次の一手
- 皮膚収れん・保護薬を外用することもある。
- 筆者らは，ベントナイト2.5 g，20%ヒビテン・グルコネート0.25 mL，タルク原末12.5 g，酸化亜鉛12.5 g，グリセリン16.7 mL，精製水83.05 mLを混合した震盪ローション（通称ホワイトローション）を処方している。冷蔵保存して，使用時に震盪し懸濁させる。冬期は皮膚の乾燥が増すことがあるので処方を控えることが多い。カラミンローションを処方されることもある。
- 毛細血管拡張に対してレーザー療法を併用。

■第2度酒皶（図2）

第一選択
- 第1度酒皶の治療が基本。
- 丘疹，膿疱に対して，テトラサイクリン系内服抗菌薬（ドキシサイクリン，ミノサイクリン，テトラサイクリン）を処方することがある。「尋常性痤瘡治療ガイドライン2017」では推奨度C2で，内服治療してもよいが推奨はされていない。酒皶という病名への保険適用を有していないこと，安易な抗菌薬処方は耐性菌出現につながることを考慮したうえで使用。

次の一手
- 丘疹，膿疱に対して，メトロニダゾールゲルを外用することがある。「尋常性痤瘡治療ガイドライン2017」では推奨度C2で，外用治療してもよいが推奨はしないとされている。
- イオウ・カンフルローションは酒皶への保険適用を有する外用薬である。皮脂分泌が著明な症例に使用する。イオウ・カンフルローションは震盪ローションであり，使用時に震盪，懸濁させるが，皮脂分泌の程度に合わせて混濁を調整する。
- 「尋常性痤瘡治療ガイドライン2017」では，丘疹，膿疱に対するアゼライン酸外

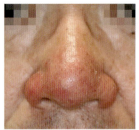
図4 第3度酒皶

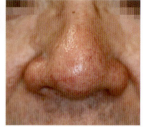
図5 紅斑，丘疹の消失

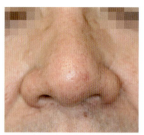
図6 毛細血管拡張の消失

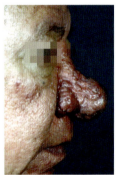
図3 第3度酒皶

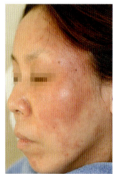
図7 酒皶様皮膚炎

用治療にも触れられている．推奨度はC2で，外用治療してもよいが推奨はしないとされている．

■ 第3度酒皶（鼻瘤）（図3）

第一選択

・外科的治療を行う．
・第3度酒皶（図4）に対して，おしぼりでのクーリング，生活指導し，ホワイトローション外用，ミノサイクリン内服治療して紅斑，丘疹が消失（図5）．残存している毛細血管拡張はレーザー治療で消失（図6）．

治療に難渋したとき～専門医への紹介のタイミング

・酒皶は難治性，進行性の疾患である．第1度酒皶の中でも軽症例を除いては，皮膚科医に紹介すべきである．
・酒皶様皮膚炎という酒皶に類似した疾患がある（図7）．ステロイド外用薬の副作用の1つであるが，酒皶の素因を有する症例に生じるとされている．したがって，冒頭で述べたように，酒皶に安易にステロイドを外用すべきでない．

文献

1) 林 伸和, 他：尋常性痤瘡治療ガイドライン2017. 日皮会誌 127：1261-1302, 2017

（馬渕智生）

円形脱毛症

> **エッセンス**
> - 年齢，重症度，病勢により分けて考える。
> - 頭皮の 25％以上の脱毛を重症とする。
> - 急性期（易脱毛性あり，発症 6 か月以内）と固定期（発症 6 か月以降）に分ける。
> - ステロイドが治療の主体。
> - 発毛に時間を要するため，毛周期および病態の理解を図る。

処方のスタンダード

- 円形脱毛症の病態を理解したうえで「円形脱毛症診療ガイドライン 2010，2017」に準拠した治療を行う（図 1〜3）[1,2]。

■急性期（図 4）

第一選択

- 脱毛数の減少は治療効果の判断材料になるが，すでにリンパ球の攻撃を受けた頭髪は脱落し続けるため，脱毛は急に止まらない。発毛には時間を要するため患者に円

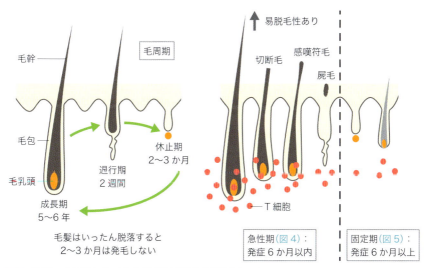

図 1　頭髪の毛周期および急性期/固定期別円形脱毛症のシェーマ

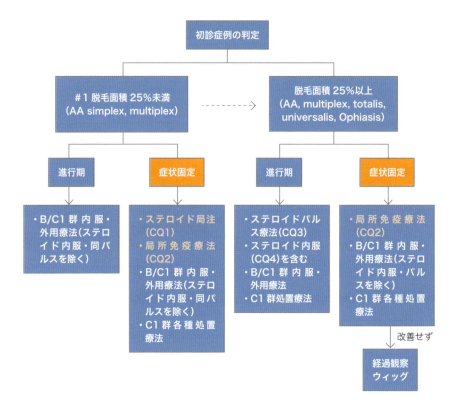

\#1：脱毛面積の最終的判断は発症後3月以上経過したときの症状で判断することを原則とする
AA：alopecia areata．推奨度B：ステロイド外用・局注，局所免疫療法
C1群内服：抗ヒスタミン薬，セファランチン，グリチルリチンなど
C1群外用：カルプロニウム塩化物，ミノキシジル
C1群処置：冷却療法，紫外線療法，直接偏光近赤外線療法

図2 日本皮膚科学会円形脱毛症治療のアルゴリズム：成人（16歳以上）患者の場合
〔荒瀬誠治，他：日本皮膚科学会円形脱毛症診療ガイドライン2010．日皮会誌 120：1841-1859, 2010，坪井良治，他：日本皮膚科学会円形脱毛症診療ガイドライン2017．日皮会誌 127：2741-2762, 2017 より改変〕

形脱毛症の病態を理解してもらうことが治療を根気よく継続させるコツ。
・初診時の重症度すなわち脱毛範囲が予後に大きくかかわるため，急速に病変が拡大する急性期は特に積極的に治療する。
・ステロイド外用が第一選択。

デルモベート®スカルプローションまたはアンテベート®クリーム　1日1～2回　患部に適量を塗布

・外用範囲は脱毛斑より周囲2cmほど広く，かつ今後脱毛が進行すると推測される頭髪を指で摘まんで引っ張り抜けるかどうかをみる牽引テストが陽性の部分にも塗布。

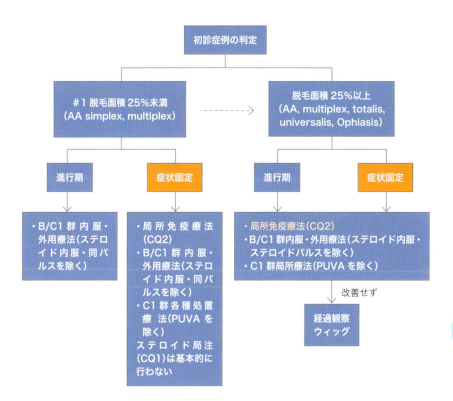

15才以下のAA患者には「ステロイド全身投与」と「PUVA処置」は，原則行わないこととする

図3 日本皮膚科学会円形脱毛症治療のアルゴリズム：15歳以下の患者の場合
〔荒瀬誠治，他：日本皮膚科学会円形脱毛症診療ガイドライン2010．日皮会誌 120：1841-1859，2010．坪井良治，他：日本皮膚科学会円形脱毛症診療ガイドライン2017．日皮会誌 127：2741-2762，2017 より改変〕

- 成人は very strong, strongest クラスを使用。
- 治療効果を上げるには密封療法が有効である。洗髪タオルドライ後，ステロイド塗布部にラップを被せ，帽子で密着させ30分間密封させる。2週間の連日密封後，密封を隔日や週末のみに減らすことで副作用を回避。
- 副作用には毛包炎やニキビがある。なお，若年者はステロイドにより眼圧が上昇しやすい傾向にあるため適時眼科診察が必要。

1) セファランチン®錠(1 mg)　2〜6錠　分2　食後
2) アレグラ®錠(60 mg)　2錠　分2　食後
3) エバステル®錠(10 mg)　1錠　分1　夕食後

- 抗ヒスタミン薬はアトピー素因を持つ症例に併用してもよい。

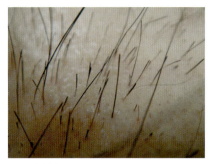

図4 急性期

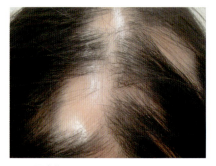

図5 固定期

> 次の一手

1）重症型急性期
- 広汎性に易脱毛性があり頭皮の25％以上の脱毛は，静注ステロイドパルス療法が検討される．発症6か月以内の導入が効果的．
- ステロイド内服は休薬後の再発率が高く標準治療に抵抗性がある症例に検討される．

■ 固定期（図5）

> 第一選択

- 固定期は脱毛症状が半年以上経過した状況であり，毛周期が休止期で止まっている状態やリンパ球浸潤の遷延にて産毛が成長しない状態などがある（図1）．

1）ステロイド外用療法，密封療法
2）ステロイド局所注射療法（トリアムシノロンアセトニド 5 mg/mL）

- 脱毛範囲が頭皮の25％以下の軽症成人例が適応．
- 希釈したステロイドを，真皮レベルに1か所に各 50 μL ずつ 5 mm 間隔で細かく少量ずつ局所注射する．局注総量 2〜4 mL/日まで，4〜6週間隔で行う．
- 効果は4〜8週と早く出現するのが特徴．6か月加療しても効果がない場合は中止．
- 問題点は疼痛．長期連用はステロイド全身投与に準じた副作用が懸念される．

> 次の一手

- 局所免疫療法は，特に汎発型，全頭型，蛇行状などの重症例で第一選択．

治療に難渋したとき〜専門医への紹介のタイミング

- 下記の場合は皮膚科医に紹介．

1）重症症例，急性増悪症例
- 頭皮の25％以上の脱毛や広範囲に易脱毛性があり，通常の治療では反応が期待できず，局所免疫療法や静注ステロイドパルス療法が必要な場合．

2) 抜毛癖
- 円形脱毛症と間違われることが多く鑑別が必要な場合。
- 四角, 三角, 線状などの不整形の脱毛斑で牽引テストが常に陰性である場合に疑う。
- 診断確定後に精神科受診が必要。

3) びまん性の脱毛
- 円形脱毛症と薬剤性, 甲状腺機能低下や貧血などが原因の休止期脱毛症を鑑別する必要がある場合。

文献
1) 荒瀬誠治, 他:日本皮膚科学会円形脱毛症診療ガイドライン2010. 日皮会誌 120:1841-1859, 2010
2) 坪井良治, 他:日本皮膚科学会円形脱毛症診療ガイドライン2017. 日皮会誌 127:2741-2762, 2017

(野見山朋子)

巻き爪・陥入爪

> **エッセンス**
> - 巻き爪(爪の形態異常)と陥入爪(爪の陥入による創傷)を分けて考える。
> - 痛みの原因に対応した対策が必要。
> - 慢性的な痛みや肉芽を形成している患者には保存的治療では限界がある。

巻き爪と陥入爪の違いを知る

- 治療対象が巻き爪(爪の形態異常：図1)なのか、陥入爪(爪による創傷：図2)なのかを分けて考えることが大切。患者さんの「痛い」が、巻いた爪が当たって痛いのか、刺さって痛いのかの違いである。後者は側爪郭部の炎症所見をもって判断する。
- 巻き爪は爪の形態異常であり、その変形の程度に関わりなく痛みがなければ治療は基本的に不要といえる(例外は後述)。
- 陥入爪は、巻き爪と混同されていることが多いが、爪は必ずしも巻いておらず、爪の切りすぎや窮屈な靴が誘因となって爪の側縁が周囲の組織に刺入(食い込む)する形で発症することが多い。

処方のスタンダード

- 巻き爪に対して、基本的に治療薬はない(保険診療では適用する薬も処置も存在しない)。痛みへの対応となる。真菌感染による爪の肥厚・変形で生じた巻き爪様変化の場合には抗真菌薬の適応となる。
- 陥入爪は早期の症例では爪による刺創で生じた潰瘍への治療であり、保清と保存的軟膏処置で治癒を得ることができる。しかし、多くの場合は時間が経過しており、

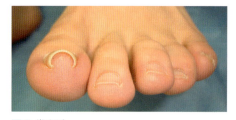

図1 巻き爪

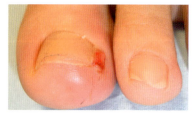

図2 陥入爪

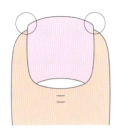

図3 爪の切り方
爪の遠位端の角(○)が側爪郭部よりも突き出ている状態を維持するように切除を行う。

二次的に生じた炎症・感染に対する対応が必要となる。神経障害がベースにある場合，感染を生じていても痛みの訴えがないので注意が必要。

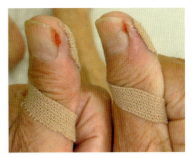

図4 テープ処置
弾力テープを用いて側爪郭部が爪に当たらないように押さえた状態での固定。

第一選択

1) 巻き爪

- 正しい爪切りを指導することにより陥入爪の発生を予防することが大切。巻いた爪は短く切ると爪遠位の両端の角が側爪郭部に刺さり陥入爪を生じる。このことから，爪の遠位両端の角が側爪郭部に刺さらぬよう趾先部より突き出て指で触れることができるくらいに伸ばしておくことを指導し，陥入爪の発生予防を行う（図3）。
- 痛みに対しては爪が側爪郭部を刺激しないようにする対応を行う。テープで側爪郭部を押さえて爪にあたらないようにする方法（図4），爪の部分切除，爪と側爪郭部の間に緩衝となる綿やシリコン材などを挟む方法，ワイヤーによる爪の矯正（図5）などがある。いずれの方法も巻き爪という形態異常を治すものではなく，痛みに対する対応である。ワイヤーなどによる矯正で巻き爪が治ると思われている節もあるが，矯正は一時的にしか効果はなく，元に戻ることを理解する。
- 爪の変形という醜形が主訴の場合は外科的治療が必要。
- 真菌感染による爪の肥厚・巻き爪様変形には抗真菌薬の投与が必要。

2) 陥入爪

- 早期の症例で発赤も腫脹も認めない場合は，側爪郭部に刺創を生じている状態と理解し，局所の保清と安静で改善することが多い。実際には，朝夕2回ほど水道水で洗うこと，足趾を圧迫しないように足に合った靴を履くこと，足趾への負担を生じる運動を控えることを指導。
- 多くの場合は発赤と腫脹を伴った後に受診する患者が多い。陥入した爪による慢性刺激で炎症を起こし異物性肉芽腫を生じ，感染を併発している状態（図2）。局所への対応としてはstrongクラス以上のステロイド外用薬による消炎が第一選択となる。感染に対しては抗菌薬の内服治療を行う（局所に感染を疑っても短期の使用であればステロイド外用薬の使用に躊躇は不要）。

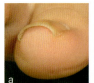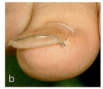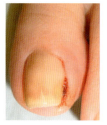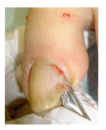

図5 ワイヤーによる爪の矯正
(a)矯正前，(b)矯正中。巻き爪変形をきたした爪甲の両端にワイヤーを刺入し固定を行うことで，ワイヤーの戻ろうとする弾力を用いて矯正を行った例。他にも爪甲両端に引っ掛けるように用いる方法など，種々の装具が販売されている。

図6 強い陥入

図7 強い陥入

次の一手

1)巻き爪
- 原因には諸説あり，まだ正解はない。爪床下の骨の変形が原因である場合があり，その場合にはCTにより末節骨の形態を調べることで原因を特定できることがある。

2)陥入爪
- 陥入している爪の部分切除・部分抜去を行う。爪が陥入したまま"異物が刺さった状態"では創の治癒は得られないため，先述の第一選択の方法で炎症・感染の鎮静を得られても根本的治療のために必要となることが多い。爪と側爪郭部の間に緩衝となる綿やシリコン材などを挟む方法，ワイヤーによる爪の矯正を行い，創部に爪が当たらない状況を作ることも効果的。

治療に難渋したとき〜専門医への紹介のタイミング

- 治療開始後に増悪を認める場合はもちろんであるが，治療開始後2週間で改善傾向を認めない場合にも皮膚科医へ紹介すべきである。
- 視診では爪の陥入は軽度であるようでも爪母付近で強い陥入を認めることもある（図6, 7）。
- 陥入爪では爪の陥入という局所においては異物の残留の状態を生じており，その解除ができないと治癒は得られない。
- 改善傾向を得られていないと判断したときが皮膚科医へ紹介するタイミングと考える。

(草竹兼司)

炎症性表皮嚢腫

> **エッセンス**
> - 表皮嚢腫は皮膚から皮下にかけて存在する角質をいれた嚢腫であり，炎症によって発赤腫脹，悪臭を伴う内容物を排出する。
> - 嚢腫が破裂して角質の異物反応による炎症と，感染による炎症の場合がある。
> - 炎症の程度により，切開や排膿，抗菌薬投与などを行う。
> - 真の感染症でない例に，画一的な抗菌薬投与は避ける。

処方のスタンダード

- 嚢腫に感染症を併発している場合と，真の感染症ではない異物反応による炎症を区別する。
- 発赤のほか，局所熱感や自潰・排膿などがある場合は，感染症の併発を考える。

■感染症を併発している場合

- 元の嚢腫を越えて発赤，腫脹が拡がり，内容物が軟化して膿瘍を形成。顕著な圧痛・自発痛を伴う。
- 皮下の膿瘍が増大すると表面が自潰して排膿。
- 嚢腫の表面を切開し，できるだけ内容物を排出する。
- 内容物を搔爬して，嚢腫壁とともに摘出すると，急速に炎症が収まることがある。
- 内容物を搔爬した後に抗菌薬内服が望ましい。

第一選択

- 切開，排膿後に抗菌薬内服を開始する。
- 自潰してすでに内容物が排出されている場合も内容物をできるだけ搔爬する。
- 炎症性粉瘤からは，コアグラーゼ陰性ブドウ球菌，コリネバクテリウム属を検出することが多いが，嫌気性菌が分離培養されることもあり，これらを標的に抗菌薬を選択する。

1）内服
- 以下のいずれかを用いる。

1）ケフラール®カプセル（250 mg）　3カプセル　分3　毎食後　3日分
2）クラビット®錠（250 mg）　2錠　分1　朝食後　3日分

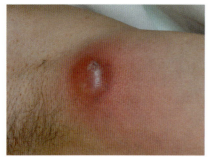
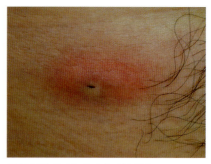

図1 感染を伴う炎症性粉瘤
囊腫を越えて周囲に熱感を伴った発赤，腫脹が拡がる。

図2 異物反応による炎症性粉瘤

次の一手
- 炎症が遷延する場合は，皮内に囊腫壁の上皮成分や角質が残存している可能性があるため，切開排膿の追加を検討。
- 広域な抗菌薬の内服または点滴を行う。

■真の感染症でない場合（異物反応による炎症）
- 異物反応による炎症を解消するため，切開排膿が第一選択。
- 囊腫表面に点状の陥凹があり，皮下の囊腫と連続しているため，囊腫表面の陥凹を含めてトレパンでくり抜き，白色のオカラ状の角質様物質や黄色の膿をできるだけ丁寧に取り除く。囊腫壁の上皮も同時に摘出すれば再発を防げる。
- アメリカ皮膚科学会が2015年に一般医師向けに行った「皮膚科診療において不要と思われる10の提言」によると，「炎症性粉瘤に対して画一的な抗菌薬投与は不要」とされている。
- 炎症が軽度で感染症状を伴わない場合は，抗炎症作用を期待して囊腫内にステロイド局注を行うことがある。囊腫の周囲組織に浸透すると，ステロイドによる脂肪萎縮を生じる危険性があるため避ける。

治療に難渋したとき〜専門医への紹介のタイミング

1）感染症状が強い場合
- 広範囲の切開排膿，切開創の洗浄やタンポンガーゼ処置，抗菌薬の選択などが必要。

2）粉瘤かどうか診断に迷う場合
- 切開し抗菌薬を投与しても排膿が持続する場合は，皮膚結核や皮膚悪性腫瘍など，別の疾患の可能性がある。

3）炎症が鎮静化したが腫瘤が残る場合

・皮膚と癒着する囊腫が残存している場合は，全切除による治癒を目指す。手術治療が可能な皮膚科または形成外科に紹介。

文献

1) Stevens DL, et al: Practice guidelines for the diagnosis and management of skin and soft tissue infections: 2014 update by the Infectious Diseases Society of America. Clin Infect Dis 59: e10-e52, 2014
2) Kuniyuki S, et al: Bacteriological study of epidermal cysts. Acta Derm Venereol 88: 23-25, 2008

（岡田悦子）

11. 皮膚腫瘍

脂漏性角化症・アクロコルドン

> **エッセンス**
> - 脂漏性角化症・アクロコルドンともに良性腫瘍であるため，積極的な加療の必要はない。
> - 治療希望がある場合は，液体窒素療法が第一選択。
> - アクロコルドンは小型であるため鋏による茎部の切除やレーザーによる焼灼も有効。
> - 大型や厚みのある脂漏性角化症は外科切除も考慮。

処方のスタンダード

- 脂漏性角化症は中年以降に主として露光部に好発する扁平隆起性局面で大きさもさまざま。
- アクロコルドンは中年以降に生じる頸部，腋窩に好発する粟粒大多発小丘疹，有茎性小丘疹である。

■脂漏性角化症(扁平病変)

第一選択

1) 液体窒素療法
- 病変境界をわずかに越える程度液体窒素にて凍結する(図1)。
- 1回の液体窒素療法にて病変が取れない場合は3〜4週間隔で繰り返し行う。

次の一手

- 皮膚キュレットによるcurettage(搔爬)も有用。海外では頻繁に行われるが国内で

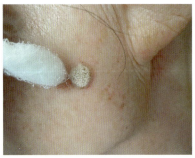

図1 液体窒素療法直後の凍結した脂漏性角化症

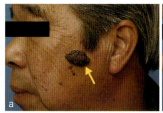 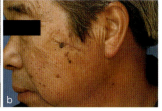

図2 脂漏性角化症
(a)やや大きめの脂漏性角化症(→)。(b)切除後。

はあまり行われていない。

■脂漏性角化症(大型病変，厚みのある病変)

第一選択

1)液体窒素療法
・扁平病変と同様。1回の液体窒素療法にて病変が取れない場合は3〜4週間隔で繰り返し行う。

次の一手

・液体窒素で明らかに回数が多くかかる場合は，病理検査をかねて切除することも多い(図2)。

■アクロコルドン

第一選択

1)液体窒素療法
・脂漏性角化症と同様。病変が極めて小型の場合は，液体窒素に浸した綿球の代わりに鑷子にてつまみながら凍結させると細やかな操作が可能。

2)剪刀による病変茎部切除
・特に有茎性で茎が細い病変には有用。無麻酔でも処置が可能なことが多いが，切除後の圧迫止血が必要。

次の一手

・炭酸ガスレーザー焼灼は病変が多発している場合に時間が短縮でき，確実な病変焼灼が可能。表面麻酔ないし局所浸潤麻酔を要する。

治療に難渋したとき〜専門医への紹介のタイミング

・下記の場合は皮膚科医に紹介。
  1)悪性黒色腫や基底細胞癌などの皮膚悪性腫瘍が否定できないとき
  2)多発が顕著な場合(Leser-Trélat症候群を疑う)

(中村泰大)

日光角化症

> **エッセンス**
> - 本症は正確に診断されているという条件の下に治療を組み立てることが重要である。
> - 特徴的な臨床所見,ダーモスコピーで診断可能であるが,診断に疑問がある場合は,皮膚生検して診断を確認することがベスト。
> - 皮膚生検はパンチで切除し,細いナイロン糸などで表皮縫合する方法が最も簡便。
> - 日光露光部で脂漏性皮膚炎や湿疹病変と診断され,ステロイド外用を続けても改善しない場合に,鑑別診断として考慮される疾患の1つと考えられる。

- 日光角化症(solar keratosis)は,光線角化症(actinic keratosis)とも呼ばれている。長年の紫外線曝露によって生じた表皮角化細胞の悪性化による腫瘍性病変である。
- 自然消褪することもあるが,実態は表皮の異形成であり,有棘細胞癌(squamous cell carcinoma;SCC)の早期病変である。進行するとSCCとなり,転移することがある。
- 本症の発症は主に高齢者であることから,車椅子,ストレッチャーを利用しての受診であったり,担癌患者であったりと,患者背景には多様なケースがある。
- British Guidelinesでは日光角化症の治療について,「No therapy」を推奨度Aに位置付けている[1]。国によって皮膚癌の疫学実態が大きく異なり,また医療制度・医療保険の差異も大きいので,そのまま適用することは必ずしも適切ではないが,患者背景を考慮することで,無治療が最もよいと判断されるケースも少なからず存在すると考えられる。
- しかしながら,長期間経過観察の中で,病変部がSCCに進行することは十分考えられるため,病変部が進行した際の対応を含めてあらかじめ本人,家族と検討しておく必要がある。

処方のスタンダード

- イミキモド(ベセルナ®)クリームは本疾患に適応がある。5%イミキモドクリームが1包250 mgの製剤として販売されている。1日1回で週3回,就寝前に塗布する方法で,4週間を1クールとして処方できる(図1)。製薬会社より,患者向け

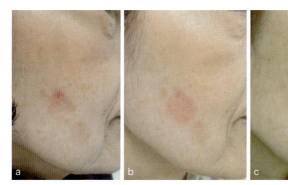

図1 日光角化症
a：イミキモドクリーム塗布前
b：イミキモドクリーム塗布後（4週後）
c：イミキモドクリーム塗布後（24週後）

服用の手引きも発行されており，使用することで，患者の理解度を深めることができる。

- 通常，塗布部位には局所皮膚反応(local skin reaction)と呼ばれる紅斑・浮腫・小水疱・びらん／潰瘍・浸潤／滲出・落屑／乾燥・痂皮の7症状を種々の程度に生じるため，1回の処方は1〜2週に留め，必ず外来受診させて，状況を確認することが必要。
- 患者の多くは，処方の段階で皮膚反応が生じることを説明しても，次回受診時に悪化したことを訴えることが多く，再度の説明を要することがある。皮膚反応が生じても治療を継続することが重要。
- 使用にあたり，標的の病変部以外にも広くイミキモドクリームを塗布することにより，微小〜潜在病変も反応して，新たな炎症反応部位として顕在化することがある。このような現象を"あぶり出し効果(light up/highlight effect)"と呼ぶ。

第一選択

- 第一選択として，液体窒素を用いて日光角化症病変部を凍結させる治療法がある。
- ノズルから液体窒素を噴出させるスプレーを用いる方法や，病巣の大きさに応じたサイズの綿球を用いて小分けした液体窒素に浸し，綿球に十分浸して病変部が白色に凍結するまで，軽く押し当てる方法がある。
- 凍結部は1週間ほどで痂皮化するので，それが自然に脱落するまで無理に剥がさないように指導する。
- 2週後頃に再診してもらい，病変の明らかな残存があれば再度，同様の凍結療法を繰り返す。
- 本法は，様々な病型の日光角化症に適用できる簡便で有用な方法である。

> 次の一手

- 前述の治療は，局所のみを対象とした治療(局所的破壊療法：lesion-destructive therapy)であるが，顕在病変以外も含め，慢性的な日光曝露部位を含めて治療する方法をフィールド治療(field therapy)という．
- 処方のスタンダードで述べた，イミキモドクリームによる治療法が考えられる．本薬による治療が第一選択として使用されても問題ないと考えられる．

治療に難渋したとき〜専門医への紹介のタイミング

- 以上の方法により，日光角化症の病変部は，治癒あるいは軽快することが期待できるが，時間経過とともに治癒していない病変については再燃，場合によっては腫瘍形成を生じることも考えられる．
- したがって，上記の治療を行った際も，終診せずにフォローを継続することが必要．
- 再燃あるいは，腫瘍形成を生じた際には，速やかに皮膚科医を紹介することが適切と考えられるが，できれば本疾患を最初に診断した際に，皮膚科医へ紹介し，治療方針を確認し，上記治療ないし経過観察をすることが最も適切ではないかと考える．

> 文献

1) de Berker D, et al：British Association of Dermatologists' guidelines for the care of patients with actinic keratosis 2017. Br J Dermatol 176：20-43, 2017

(廣﨑邦紀)

口唇ヘルペス

> **エッセンス**
> - 重症例（ヘルペス性歯肉口内炎，Kaposi 水痘様発疹症）と軽症例（再発性口唇ヘルペス）に分けて考える。
> - 重症例では抗ヘルペスウイルス薬の全身投与。
> - Kaposi 水痘様発疹症では基礎疾患であるアトピー性皮膚炎の管理も重要。
> - 軽症例では外用療法が主体。
> - 再発を繰り返す例では再発抑制療法も考慮（保険適用外）。

処方のスタンダード

- 口唇ヘルペスの処方の基本は言うまでもなく抗ヘルペスウイルス薬である。病態に応じて外用，内服，注射薬を使い分ける（表 1）。

■ 重症例

第一選択

- 単純ヘルペスウイルス初感染ではヘルペス性歯肉口内炎の像を取る（図 1）。
- 初感染時に十分な抗ウイルス療法を行うことで，その後の再発回数の減少が期待できる[1]。
- 免疫抑制患者での口唇ヘルペスも，時に重症，遷延化することがあるため，点滴による治療が必要な場合がある。

点滴静注用ゾビラックス®（250 mg）　1 回 5 mg/kg　1 日 3 回　8 時間ごと　点滴静注　7 日間

次の一手

- 免疫抑制患者で，点滴を 7 日間行っても皮疹の改善が不十分な場合は，日数延長もしくは内服に切り替えての延長投与を行う。

■ Kaposi 水痘様発疹症

- Kaposi 水痘様発疹症はアトピー性皮膚炎などの皮膚バリア障害を基礎疾患に持つ患者に起こる播種性の単純ヘルペスウイルス感染症である[2]（図 2）。
- 治療の基本は抗ヘルペスウイルス薬の全身投与。
- 重症度を規定する因子としては，「皮疹の部位および面積」，「全身症状および眼合併症の有無」，「細菌の二次感染の有無」が主要となる[2]。

表1 単純ヘルペスの治療

	標準的用法	適応	備考
外用療法	5％アシクロビル軟膏または3％ビダラビン軟膏 1日数回，4～5日患部に塗布	軽症の口唇ヘルペス	アシクロビルのOTCスイッチ薬（ヘルペシア軟膏，アクチビア®軟膏，アラセナS）が市販されている
内服療法 1) Episodic therapy	ファムシクロビル 750 mg/分3 バラシクロビル 1,000 mg/分2 アシクロビル 1,000 mg/分5 5～7日間	Kaposi水痘様発疹症 再発を繰り返す単純ヘルペス	前駆症状出現とともに投与開始するpatient initiated therapyも考慮する（保険適用外）
2) 再発抑制療法	バラシクロビル 500 mg/分1 連日投与	概ね年6回以上再発する性器ヘルペスが保険適用	1年間続けた後中断し，治療効果を見る
点滴療法	アシクロビル 5 mg/kg 1日3回点滴静注，7日間	初発例，免疫抑制患者の単純ヘルペス，重症のKaposi水痘様発疹症	

各製品添付文書より作成

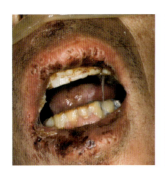

図1 ヘルペス性歯肉口内炎

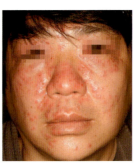

図2 Kaposi水痘様発疹症

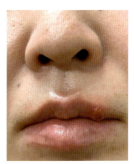

図3 再発性口唇ヘルペス

・軽症から中等症の場合は，単純ヘルペスウイルス感染症に対する通常量で十分である。

第一選択

1) ファムビル錠®（250 mg） 3錠 分3 5日間
2) バルトレックス®錠（500 mg） 2錠 分2 5日間

> 次の一手

- 重症例では入院による点滴加療を考慮する。
- 基礎疾患であるアトピー性皮膚炎の外用療法を継続する場合は，抗ヘルペスウイルス薬の全身投与をしたうえで，Kaposi 水痘様発疹症の病変部を避けて行うことが望ましい。
- 再発を繰り返す例では，再発性性器ヘルペスに準じた再発抑制療法（→ 58 頁）も考慮する[3]が，保険適用外である。

■口唇ヘルペス
- 再発型の場合は，臨床症状も軽く，外用薬の使用で十分なことが多い（図 3）。

> 第一選択

- 下記のいずれかを用いる。

1) ゾビラックス®軟膏(5%)　1 日 3〜4 回　4〜5 日　塗布
2) アラセナ A 軟膏(3%)　1 日 3〜4 回　4〜5 日　塗布

> 次の一手

- 医師により既に診断がついている口唇ヘルペスに関しては，薬局でスイッチ OTC 薬（アクチビア®軟膏，ヘルペシアクリーム，アラセナ S）が購入，使用可能。

治療に難渋したとき〜専門医への紹介のタイミング

- 下記の場合は皮膚科医に紹介する。

1) 重症例
- 免疫抑制状態が背景にあり，治療が長期にわたると予想される場合。

2) Kaposi 水痘様発疹症重症例
- 基礎疾患であるアトピー性皮膚炎の重症例，皮疹面積の多い例，発熱，倦怠感を伴う例，細菌の二次感染や眼合併症，ウイルス血症などが疑われる場合。

3) 再発を繰り返す症例
- 診断の確認が必要な場合，再発抑制療法を含めた適切な治療法の選択が必要な場合。

> 文献

1) Sawtell NM, et al: Early intervention with high-dose acyclovir treatment during primary herpes simplex virus infection reduces latency and subsequent reactivation in the nervous system in vivo. J Infect Dis 184: 964-971, 2001
2) 渡辺大輔，他：カポジ水痘様発疹症の診断・治療指針の検討．臨床医薬 32：73-80, 2016
3) Dekio I, et al: Recurrent Kaposi's varicelliform eruption successfully controlled by low-dose oral valaciclovir. J Dermatol 39: 197-199, 2012

（渡辺大輔）

帯状疱疹

> **エッセンス**
> - ウイルス感染症に対する治療と痛みに対する治療が必要。
> - 抗ウイルス薬全身投与をできるだけ早期に開始。
> - 基礎疾患の有無や免疫状態を考えて重症化リスクを類推。
> - 抗ウイルス薬の選択，投与量は腎機能をみて判断。

処方のスタンダード

■急性期で汎発疹がみられない場合

第一選択

- 抗ウイルス薬内服をできるだけ早期に開始。疼痛に応じて鎮痛薬を併用。
- 外用療法は重要ではないが感染源となる水疱やびらん面はガーゼなどで覆っておいたほうがよい(図1)。
- **抗ウイルス薬**：下記のいずれかを用いる。

1) アメナリーフ®錠(200 mg)　2錠　分1　食後　7日間
- ヘリカーゼ・プライマーゼ阻害薬であり，できるだけ発症早期に内服を開始[1]。腎機能による用量の調節は必要ない。併用禁忌薬にリファンピシンがある。

2) ファムビル®錠(250 mg)　6錠　分3　毎食後　7日間
- 腎機能障害がある場合は程度に応じて減量が必要。

3) バルトレックス®錠(500 mg)　6錠　分3　毎食後　7日間
- 2, 3)は，腎機能障害がある場合は程度に応じて減量が必要。

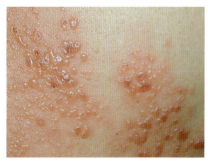

図1　急性期にみられる水疱
紅暈を有する水疱が集簇し帯状に配列してみられる。水疱は光沢があり緊満性でしばしば中央に臍窩がみられる痘瘡状の水疱。

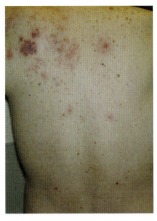

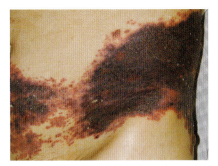

図3 回復期にみられた黒色壊死
基礎疾患に悪性リンパ腫があり，水疱は融合した血疱となり黒色壊死から皮膚潰瘍となった。

図2 汎発疹がみられた左上背部の帯状疱疹
左T2〜3領域の帯状疱疹であるが，下背部や腹部にも汎発疹がみられた。

- **鎮痛薬**：急性期は炎症に伴う侵害受容性疼痛が主であり，最も安全とされるアセトアミノフェンを用いる。疼痛の程度によりリリカ®やトリプタノール®も考慮。

<mark>カロナール®錠（300 mg）　3錠　分3　毎食後　7日間</mark>

- 疼痛の程度に応じて最高1日4,000 mgまで増量可能。
- **外用薬**：NSAIDs，ワセリン，亜鉛華軟膏などを状態に応じて使用。

<mark>フエナゾール®軟膏　1日1回　適量を塗布</mark>

- **その他**：顔面で発赤腫脹が激しい場合はステロイド内服の併用を考慮。

▌次の一手

- 汎発疹がみられる場合，基礎疾患や免疫抑制薬内服など重症化リスクが高い場合は入院抗ウイルス薬点滴静注を考慮（図2）。
- 疼痛が強い場合は入院治療や神経ブロックを考慮。

<mark>ゾビラックス®注（250 mg/V）　8時間おきに1Vを1日3回点滴静注</mark>

- 7日間まで。

■回復期および帯状疱疹後神経痛

▌第一選択

- 皮疹は水疱からびらん，浅い潰瘍を経て痂皮化，上皮化する。しばしば軽度の瘢痕を残す。潰瘍の上皮化が遅れた場合は皮膚潰瘍治療薬を塗布（図3）。
- 通常皮疹が治癒する回復期には疼痛は軽くなり，治療は必要なくなるが，抗ウイルス薬による治療が遅れた場合や，高齢者ではそれ以降も疼痛が残存することがある。3か月たっても疼痛が持続する場合は，帯状疱疹後神経痛とする。この痛みは

末梢神経障害性疼痛であり[2]，NSAIDs の適応はない。

リリカ®錠(25 mg)　1錠　分1　夕もしくは眠前から開始し，効果をみながら漸増

- 75 mg 錠もあり，1日最高用量は 600 mg までである。眠気やふらつきを生じることがあり，特に高齢者では転倒などの事故が起こらないよう注意。

トリプタノール®錠(10 mg)　1錠　分1　夕もしくは眠前を初期用量とし，効果をみながら増減

- 眠気の他に抗コリン作用から尿閉や緑内障に注意する必要があり，特に高齢者では注意を要する。1日 150 mg を超えないこと。

ノイロトロピン®錠(4単位)　4錠　分2　朝夕食後

- 年齢，症状により適宜増減する。

次の一手

- 帯状疱疹後，痛みにとらわれていると，疼痛が長期化しやすい。回復期にはできるだけ早期に社会復帰させて通常の日常生活に戻るよう指導する。
- 非オピオイドで十分な鎮痛効果が得られない場合はオピオイドの使用を検討。

トラムセット®配合錠(トラマドール塩酸塩 37.5 mg，アセトアミノフェン 325 mg)　4錠　分1

- 投与間隔は4時間以上空けること。
- 症状に応じて適宜増減するが，1回2錠，1日8錠を超えて投与しないこと。

治療に難渋したとき～専門医への紹介のタイミング

- 以下の場合は皮膚科医，ペインクリニック専門医に紹介する。
  1) 汎発疹がみられ，発熱などの全身症状を伴っている場合
  2) 悪性腫瘍や膠原病などの基礎疾患があり，重症化が予測される場合
  3) ステロイドなどの免疫抑制薬や抗癌剤などを使用しており，重症化が予想される場合
  4) 腎機能障害があり，抗ウイルス薬の選択や投与量に不安がある場合
  5) 精神神経症状があり，ヘルペスによる神経症状かアシクロビル脳症かはっきりしない場合
  6) 疼痛が強く，通常の治療では十分なコントロールができない場合

文献

1) Kawashima M, et al：Amenamevir, a novel helicase-primase inhibitor, for treatment of herpes zoster：A randomized, double-blind, valaciclovir-controlled phase 3 study. J Dermatol 44：1219-1227, 2017
2) 日本ペインクリニック学会治療指針検討委員会(編)：Ⅲ-A 帯状疱疹と帯状疱疹後神経痛．ペインクリニック治療指針改訂第4版．pp 95-100, 真興交易医書出版部，2013

〈石地尚興〉

尖圭コンジローマ

> **エッセンス**
> - 薬物療法と外科的治療が有効。
> - いずれの治療でも再発率が20〜30％と高く，複数の治療を組み合わせたり，繰り返したりすることもある。
> - 疣贅の大きさ，数，病院の設備，医師の経験などを考慮しながら，治療の利便性，適応，期間，副作用などについて患者とのインフォームドコンセントを得たうえで治療法を決定。
> - 性感染症の1つであることからパートナーとのピンポン感染に注意が必要。
> - 他の性感染症を合併することもある。

処方のスタンダード

第一選択

1）薬物療法（図1）

ベセルナクリーム5％　1日1回　週3回　塗布　6〜10時間後に石鹸で洗い流す　最大16週続ける

- 消失まで比較的時間を要する。
- 作用機序が，局所でのサイトカイン産生促進によるHPV増殖抑制作用および細胞性免疫応答の賦活化によるHPV感染細胞障害作用によるために，局所の紅斑などの副作用が高頻度に認められるが，その程度は許容範囲であることが多い。しかし，症状が強い場合は，一時中止したり，間隔を伸ばし対応する。
- 他の外科的治療に比較し，瘢痕などが残りにくいこと，広範囲の病変や巨大な病変に対しても効果があるが，粘膜への塗布は禁忌である。
- 本剤のみでは治療期間が長期になることが多く，後述する液体窒素を用いた冷凍凝固凍結療法などの外科的治療との併用が好ましい。
- また，小児および妊婦への使用は制限されている。

2）冷凍凝固凍結療法
- 疣贅の数が少なく，大きさも小さければ，液体窒素を用いた冷凍凝固凍結療法が第一選択。
- 液体窒素を含ませた綿棒を疣贅に何度か数秒間，病変が白くなるまで押し当て，凍

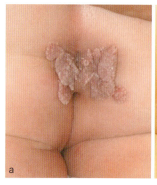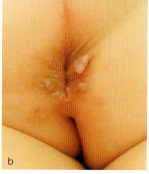

図1 肛門周囲に生じた尖圭コンジローマ
(a)近医にて液体窒素冷凍凝固凍結療法を数回受けるも改善せず。(b)ベセルナ5%クリームを週3回外用，2週間後。病変は縮小している。

結壊死させる。1〜2週間ごとに繰り返す。疼痛はあるものの，局所麻酔は不要。
・欠点は大きな疣贅には適さないこと，再発率がやや高いことである。

次の一手

・ベセルナ5%クリームによる薬物療法あるいは冷凍凝固凍結療法でも難治の場合，炭酸ガスまたはホルミウムレーザーによる蒸散や，電気メスなどによる切除法を行う。
・いずれも局所麻酔が必要であり，瘢痕を形成するリスクも伴う。
・さらに難治性の場合，インターフェロンの局所注射を考慮するが，保険適用はない。

治療に難渋したとき〜専門医への紹介のタイミング

・本疾患は，いずれの治療にも抵抗性を示すことが多く，完治までに時間を要することが多い。
・薬物療法および外科的療法を組み合わせることで治療期間を短縮できるばかりでなく，ベセルナ5%クリームを併用することで再発率を下げることもできる。
・パートナーとのピンポン感染による残存病変の遷延化も考慮が必要。
・いかなるタイミングであっても，皮膚科医への紹介を躊躇する必要はない。

（米田明弘）

尋常性疣贅

> **エッセンス**
> - 疣贅の個数が多いか少ないか，患者が成人か小児かなどを参考に治療法を選択．
> - 疣贅治療法には，すべての症例に，他に比して特に有効といったものがない．保険適用のみならず適用外治療を余儀なくされることも多い．
> - 保険適用治療には，液体窒素凍結療法，電気焼灼法，50％サリチル酸絆創膏貼付やヨクイニンエキス剤（以下ヨクイニン）内服療法がある．
> - 保険適用外治療には，活性型ビタミンD_3軟膏，モノ/トリクロロ酢酸やフェノール外用療法，炭酸ガスレーザー療法や接触免疫療法などがある．
> - 1つの治療を3か月程度行ってみて無効の場合，通常それ以上続行しても有効に転ずることは少ない．他法に変更するか，他法を併用．
> - 様々な局所性副作用が危惧される治療法も多く，十分なインフォームドコンセントを得て行う．

処方のスタンダード

- 疣贅は，ヒトパピローマウイルス（human papillomavirus；HPV）が表皮幹細胞に感染して生じる良性腫瘍．
- 治療は，疣贅の病因や病態，各治療法の作用機序（表1）や起こりうる副作用について，十分に理解したうえで行うことが大切[1]．

■成人少数例

第一選択
- 皮膚科医の約90％が液体窒素凍結療法を，5.2％がモノ/トリクロロ酢酸外用を，

表1 主な作用機序別疣贅治療法

物理的治療法	外科的切除，液体窒素凍結療法，電気焼灼法，レーザー療法など
化学的治療法	サリチル酸外用，モノ/トリクロロ酢酸外用，フェノール外用など
免疫学的治療法	ヨクイニンエキス剤内服，接触免疫療法など
薬理学的治療法	活性型ビタミンD_3軟膏外用，ブレオマイシン軟膏外用/局注，5-FU軟膏外用，レチノイド内服など

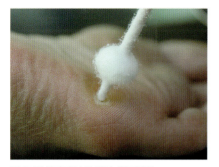
図1 液体窒素凍結療法(綿球法)

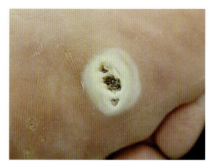
図2 スピール膏®M 貼付療法

1.3％が活性型ビタミン D_3 軟膏とスピール膏®M の併用を，足底疣贅(足底に生じた尋常性疣贅)治療の第一選択にするというアンケート調査結果がある[2]。
- 液体窒素凍結療法を第一選択に挙げた皮膚科医のうち，液体窒素凍結療法を単独使用する者は約半数で，それ以外はヨクイニン内服療法，モノ/トリクロロ酢酸外用や活性型ビタミン D_3 軟膏外用を併用するとしている。
- ジェネラリストにおいても，これらのいずれかを第一選択にするのが妥当と考えるが，強い腐食剤であるモノ/トリクロロ酢酸の使用は薬品の化学的性状に精通した者に限ったほうがよい。
- 液体窒素凍結療法には綿球法(図1)やスプレー法があり，患者に応じて使い分ける[1]。
- 凍結療法では，施行時や時に数日続く疼痛が必発で，水疱や血疱形成，術後瘢痕や色素脱失の恐れもある。

1) ヨクイニンエキス錠/散コタロー®　9～18錠(散として3～6g)　分3　1～2週間ごと
- 年齢により用量調整する。他の治療法と併用することが多い[1]。

2) スピール®膏M　必要枚数
- サリチル酸外用は，液体窒素凍結療法とともに最もエビデンスのある疣贅治療法で，本邦では50％サリチル酸絆創膏(スピール膏®M)に保険適用がある。
- 疣贅の大きさに合わせて切ったものを，2～5日ごとに貼りかえ，白く浸軟した角質(図2)をハサミやメスなどを用いて除去する。
- 単独でも用いるが，他の治療などと併用することが多い[1]。

3) オキサロール®軟膏/ドボネックス®軟膏/ボンアルファ®ハイ軟膏 保外
- 活性型ビタミン D_3 含有軟膏。それぞれマキサカルシトール $25\,\mu g/g$，カルシポトリオール $50\,\mu g/g$ およびタカシトール $20\,\mu g/g$ を含む10g軟膏があり，必要量を処方する。

- 単純塗布では有効性に乏しく，密封包帯法(occlusive dressing technique；ODT)や，スピール膏®Mとの併用が多い[1]。

次の一手

- 1つの治療を3か月程度行っても無効の場合，通常それ以上続行しても有効に転ずることは少ない。
- 疼痛などの副作用のために，凍結療法が行えない場合もある。
- 先のアンケート調査では，モノ/トリクロロ酢酸外用療法，炭酸ガスレーザー療法や接触免疫療法などが主な第二選択治療法として挙がっている。
- 海外の大規模なメタ解析やプール解析結果からは，"サリチル酸外用や液体窒素凍結療法が無効の場合，DNCB(接触免疫療法)，ブレオマイシンや5-FUなどを考慮する"とされている。
- 筆者の私見としては，フェノール外用療法も有効[1, 3]。
- モノ/トリクロロ酢酸外用療法は，自家調製したそれぞれの飽和水溶液を綿棒などで疣贅に塗布して凝固壊死させる方法。
- フェノール外用療法は，88%液状フェノールを綿棒などで疣贅表面に塗布して疣贅組織を凝固壊死させる方法。
- いずれも，強い腐食剤であり，疼痛や潰瘍形成などの副作用に注意する。誤って正常皮膚に付着させないよう，取り扱いにも細心の注意を払う[1]。

■成人多発例

第一選択

- 多発例の場合，凍結療法は患者に与える苦痛が大きく，全病変を一度に治療するのは無理。
- 一度に凍結する疣贅の数は少数に留め，ヨクイニン内服療法，スピール膏®M，活性型ビタミンD_3軟膏などを併用するなど，なるべく痛みを少なくする工夫が必要。

次の一手

- 基本的には少数例の場合と同様であるが，凍結療法同様，一度に治療する疣贅は少数ずつにする。
- 接触免疫療法を行う。SADBE(squaric acid dibutylester)などの感作物質を用いて患者を感作したのち，疣贅局所にその低濃度液を塗布して起こる接触免疫を利用して治療する方法で，多数例に対応できる[1]。
- DNCB(diphenylcyclopropenone)は，発癌性の問題からわが国では使用されなくなっている。
- QOLが著しく損なわれた患者の場合にレチノイド内服療法も考慮されるが，催奇形性の問題など特有の副作用があり使用は慎重に行う[1]。

チガソン®　0.5〜1/mg/kg/日　3〜4週間をめどに投与し反応をみる 保外
- 有効性が認められれば，副作用に注意しながら続行．

■ 小児例
- 基本的には成人例と同様であるが，小児例では特に"痛くない治療"を優先する．

第一選択
- ヨクイニン内服，スピール膏®Mや活性型ビタミンD_3軟膏を単独使用あるいは併用．

次の一手
- 痛みのないことを確認しながら，モノ/トリクロロ酢酸やフェノール液を塗布．
- フェノールは凍結療法の痛みを軽減する．フェノール塗布で疼痛軽減を図りながら，凍結療法を行う．
- 多数の場合は，一度に治療するのは少数に留める．

治療に難渋したとき〜専門医への紹介のタイミング

- 下記の場合は専門医に紹介する．
1) 成人少数例や小児例において，第一選択の治療法を試みて3か月を経過しても無効で，次の一手を考慮する必要が生じた場合
2) 成人多発例や巨大例
3) 診断が不確かな例
- 疣贅様に見えて，皮膚悪性腫瘍を含む他疾患のこともある．診断に確信が持てない場合は，速やかに皮膚科医に紹介．
4) 免疫不全などの基礎疾患がある患者
- 免疫不全患者に生じた疣贅の治療は，皮膚科医であっても難渋することが多い．

文献
1) 江川清文(編著)：疣贅(いぼ)のみかた，治療のしかた．秀潤社，2017
2) 江畑俊哉：イボ治療のインフォームドコンセント．Visual Dermatology 9：272-275，2010
3) 江川清文：フェノール法(疣贅)．MB Derma 193：65-70，2012

(江川清文)

水いぼ（伝染性軟属腫）

> **エッセンス**
> - 自然治癒を待つのは時間がかかることから，ピンセットでつまみとる方法が一般的。
> - 疼痛を伴うため処置前に局所麻酔薬入りテープを使用することがある。
> - バリア機能が破綻した状態を改善するためにスキンケアを行う。

- "水いぼ"は，伝染性軟属腫ウイルスによる皮膚感染症であり伝染性軟属腫の俗称である（図1）。幼少児に好発。

処方のスタンダード

- 前処置として局所麻酔薬入りテープ（ペンレス®テープ）は保険適用がある。使用法は，通常，小児には1回の摘除につき本製剤2枚までを約1時間貼付する。患部に応じた適切な大きさに切り密着させる。

第一選択
- ピンセットでのつまみとり。1,2個であればそのまま摘除可能。摘除した部分は軽度の出血があり抗菌薬含有軟膏処置や絆創膏で抑える。必要に応じて局所麻酔薬入りテープを使用する。受診後に再発することもあり，数回の通院が必要となることもある。
- ドライスキンやアトピー性皮膚炎などバリア機能が破綻した状態を改善するためにスキンケアを行う。

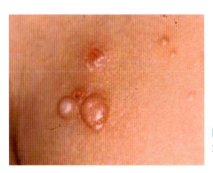

図1 水いぼの臨床像
大型の結節は中心臍窩を有する。一部は掻破されている。

- 水いぼを取る，取らないという論争が続いていたが，2013年複数の学会(日本臨床皮膚科医会，日本小児皮膚科学会，日本皮膚科学会，日本小児感染症学会)の統一見解が発表された。自然治癒することもあるが長期間かかるため，周囲への感染を考慮して治療するという内容である。臨床ではこの見解を参考にして，ケースバイケースで対処している。また，プールに入ること自体を禁止する必要はないが，ビート板などの共用は避けるべきであるとされる。
- 水いぼの自然治癒は以前から知られている。特に竹村ら[1]が1983年にわが国で217例の伝染性軟属腫を検討し，205例(94.5%)で発症後平均6.5か月で自然治癒したとする論文が現在も広く引用されている[2]。

次の一手

- 尋常性疣贅や扁平疣贅の治療に準じた治療選択が可能。わが国で可能と思われる治療法は以下である。いずれも保険適用はなく，使用前にはインフォームドコンセントが必要。
  ①ヨクイニン内服
  ②シメチジン内服
  ③硝酸銀ペースト
  ④液体窒素凍結療法
  ⑤サリチル酸絆創膏(スピール膏®M，サイズに合わせ貼付し剥がす際に摘除される)
- 他にイミキモドの有効性も知られているが[3]，否定的な見解もある[4]。使用部の炎症やリンパ節腫脹が見られる可能性があり要注意。

治療に難渋したとき～専門医への紹介のタイミング

- 激しい湿疹化，膿痂疹などの細菌感染を合併したとき，または眼周囲に生じ角結膜炎の恐れがある場合。
- 成人例では免疫不全状態の有無に注意する。特に，大きな軟属腫が成人顔面，陰部に多発する場合はAIDSなど免疫不全状態が背景にあることが疑われるため精査が必要。

文献

1) 竹村　司，他：伝染性軟属腫の自然治癒．皮膚病診療 5：668-670，1983
2) van der Wouden JC, et al: Interventions for cutaneous molluscum contagiosum. Cochrane Database Syst Rev. 5: CD004767, 2017
3) Forbat E, et al: Molluscum Contagiosum: Review and Update on Management. Pediatr Dermatol 34: 504-515, 2017
4) van der Wouden JC, et al: Interventions for Nongenital Molluscum Contagiosum in Persons Without Immune Deficiency. JAMA Dermatol 154: 203-204, 2018

(清水　晶)

12. 皮膚感染症

丹毒・蜂窩織炎

> **エッセンス**
> - 黄色ブドウ球菌と A 群連鎖球菌をまず念頭において薬剤を選択する。
> - 軽症か中等症～重症か重症度を考慮する。
> - 可能であれば局所の培養，予想される侵入門戸（鼻腔，咽頭，趾間）の培養も行う。

処方のスタンダード

- 「JAID/JSC 感染症治療ガイド 2019」の皮膚軟部組織感染症の項に収載の丹毒，蜂窩織炎のガイドラインに準じて治療する(図 1)。
- 起炎菌として黄色ブドウ球菌と A 群連鎖球菌を念頭に置いて治療する。

■丹毒

- 真皮を中心とする急性びまん性の細菌感染症。
- 疼痛のある境界明瞭な浮腫性紅斑や辺縁隆起する浸潤性局面。境界が不明瞭な場合もある(図 2)。
- 発熱，悪寒，頭痛，嘔吐などの全身症状を伴って発症する場合が多い。
- 高齢者に多いが，新生児や小児でもみられる。
- 通常は A 群 β 溶血性連鎖球菌や黄色ブドウ球菌による。稀に B 群連鎖球菌，肺炎球菌，大腸菌，*Proteus mirabilis*, *Acinetobacter*, *Enterobacter*, *Pseudomonas aeruginosa*, *Pasteurella multocida*, *Cryptococcus neoformans* などによる。新生児，分娩後の女性では B 群連鎖球菌が，小児ではインフルエンザ菌(タイプ B)，肺炎球菌，B 群髄膜炎菌(眼囲)が特異的。
- 丹毒は浅在性の蜂窩織炎とされているが，実際には鑑別は難しく，欧米の成書では区別していない。丹毒・蜂窩織炎として治療を検討すればよい(表 1)。

第一選択

- β ラクタム系薬(ペニシリン系薬やセフェム系薬)を使用。
- 下記を併用。

サワシリン®カプセル(250 mg)　3 カプセル　分 3　毎食後
オーグメンチン®配合錠 250 RS　3 錠　分 3　毎食後

- 3 日たっても反応がみられない場合は，診断，原因菌を要再考。

① 軽症

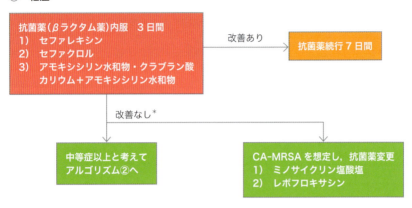

② 中等症～重症

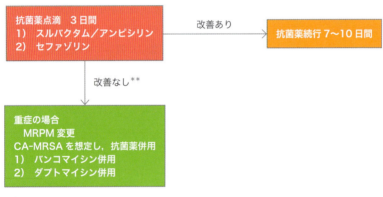

＊：診断・原因菌を再考
＊＊：診断，原因菌を再考，壊死性筋膜炎も考慮する

図1 丹毒・蜂窩織炎の治療アルゴリズム

・中等症以上であれば抗菌薬(ペニシリン系薬やセフェム系薬)の点滴を行う。

■蜂窩織炎
・蜂窩織炎は真皮深層～皮下脂肪組織の急性，びまん性感染症である。
・びまん性潮紅，浮腫，局所熱感があり，基本的には隆起せず，境界は不明瞭である。触診では硬く触れ，疼痛が強い。浮腫が強くなると水疱形成する場合がある(図3)。
・発熱，全身倦怠感，頭痛など種々の全身症状を伴うことがある。
・黄色ブドウ球菌とA群連鎖球菌は最も一般的な起炎菌であるが，B，C，G群連鎖

表1 蜂窩織炎と丹毒の主な鑑別点

		蜂窩織炎	丹毒
原因菌		主に黄色ブドウ球菌	A群連鎖球菌
病変部位		深在性	表在性
好発部位		四肢	顔面，頭部
リンパ管炎		あり	なし
境界		不鮮明	鮮明
皮疹	水疱	なし	あり
	化膿	あり	なし
進行		やや緩慢	急速

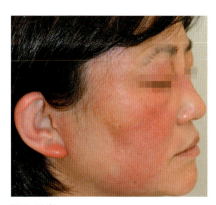

図2 丹毒

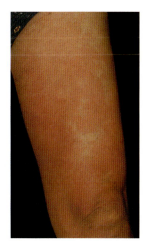

図3 蜂窩織炎

球菌，肺炎球菌，*Hemophilus influenzae*，*Pasteurella multocida* など様々な菌が関係する。

第一選択

・中等症以上であれば以下のいずれかの抗菌薬の点滴を行う。
1) セファメジン® 1回1〜2g 1日3回
2) ユナシン®S 1回1.5〜3g 1日3〜4回
・重症ならばカルバペネム系薬などの点滴を行う。
メロペン® 1回1g 1日3回
・3日たっても反応がみられない場合は，診断，原因菌を要再考。
・治療に反応が悪い場合はMRSAによる可能性を考慮。

次の一手

- CA-MRSA（市中感染型 MRSA）を疑う場合，内服ではミノサイクリン塩酸塩，レボフロキサシン水和物，中等症～重症であれば，バンコマイシン塩酸塩，ダプトマイシンの点滴を考慮．
- 下記のいずれかを用いる．

1) ミノマイシン®（100 mg）　2 カプセル　分 2　朝・夕食後
2) クラビット®（500 mg）　1 錠　分 1　食後
3) バンコマイシン®　1 回 1 g　1 日 2 回
4) キュビシン®　1 回 4 mg/kg　1 日 1 回

治療に難渋したとき～専門医への紹介のタイミング

- 下記の場合は皮膚科医へ紹介．

1) 丹毒
- 顔面の丹毒で，接触皮膚炎，虫刺症，血管浮腫，帯状疱疹，Sweet 病，SLE，皮膚筋炎などとの鑑別が難しい場合．
- 再発性の丹毒．

2) 蜂窩織炎
- 下肢の蜂窩織炎で，うっ滞性脂肪織炎，深部静脈血栓症，血栓性静脈炎，虫刺症，壊死性筋膜炎などとの鑑別が難しい場合．
- 全身症状が強く，病変部に壊死傾向や激痛があり，抗菌薬に反応しない場合は壊死性筋膜炎の疑いがある．

文献
1) JAID/JSC 感染症治療ガイド・ガイドライン作成委員会（編）：JAID/JSC 感染症治療ガイド 2019．ライフサイエンス出版，2019

（山﨑　修）

伝染性膿痂疹

> **エッセンス**
> - 限局した病変では抗菌外用薬のみで治療可能だが，範囲が広い場合は抗菌薬内服を行う。
> - 患部の消毒は不要。石鹸を用いて洗浄し，シャワーで十分洗い流す。
> - 患部をガーゼで被覆する。
> - ガーゼで覆うことにより登校可能。他者への感染を防ぐため，プールは避ける。
> - 難治な場合は，MRSA感染をまず考える。

・伝染性膿痂疹は，黄色ブドウ球菌による水疱性膿痂疹とA群β溶血性連鎖球菌による痂皮性膿痂疹に大別される(表1)。

処方のスタンダード
・外用は，ナジフロキサシン軟膏やフシジン酸軟膏などを用いる。

表1 水疱性膿痂疹と痂皮性膿痂疹の比較

	水疱性膿痂疹	痂皮性膿痂疹
原因菌	主に黄色ブドウ球菌	主にA群β溶血性連鎖球菌 A群以外の連鎖球菌(B，C，G群)が分離されることもある 同時に黄色ブドウ球菌が検出されることがある
好発年齢	乳幼児から小学校低学年までの児童	年齢を問わない
季節	夏季に多い	季節を問わない
好発部位/基礎疾患	顔面(特に鼻孔の周囲)，四肢など露出部に多い	アトピー性皮膚炎に合併することがある
全身症状	通常伴わない	咽頭痛，発熱，所属リンパ節腫脹などの全身症状を伴うことが多い
臨床像*および経過	弛緩性水疱が破れ，びらんとなり，遠隔部位へとびひする	周囲に発赤を伴う膿疱が出現し，急速に痂皮化する。疼痛を伴う

* ただし，臨床的に区別がつかない場合がある

アクアチム®軟膏　1日2回　塗布(患部)
- 内服は，セフェム系抗菌薬が基本。かゆみを訴える場合は，抗ヒスタミン薬を併用。

ケフラール®細粒小児用　20〜40 mg/kg　分3
2歳以上7歳未満：アレロック®顆粒　5 mg　分2　朝および就寝前
7歳以上：アレロック®顆粒　10 mg　分2　朝および就寝前

■水疱性膿痂疹

第一選択

- 限局した病変では抗菌外用薬だけでも軽快することがある。
- 黄色ブドウ球菌をターゲットとした抗菌薬(セフェム系，ペネム系，マクロライド系)を内服[1]。
- かゆみを訴える場合は，搔破による悪化や範囲の拡大を防ぐため，抗ヒスタミン薬の内服を併用。
- 抗菌外用薬は，ナジフロキサシン軟膏やフシジン酸軟膏などを使用。
- 汎用されているゲンタマイシン軟膏には，ブドウ球菌の多くが耐性を示す[2]ので使用しない。
- 初診時に患部から細菌培養を行って，原因菌を同定し，薬剤感受性試験をしておくとよい。
- 泡立てた石鹸を用いて患部を洗浄し，シャワーで十分洗い流す。消毒液は使用しない。
- 範囲の拡大を防ぐため，ガーゼや包帯で患部を覆う。絆創膏は接触皮膚炎(かぶれ)を生じることがあるので避ける。
- 医師の診察や治療を受け，病変部がガーゼや包帯できちんと覆われ，露出していなければ，登園・登校が可能[3]。一方，病変が多発していたり，広範囲の場合は学校を休むことが望ましい。
- プールの水ではうつらないが，触れることで症状を悪化させたり，他の児童にうつす恐れがあるので，プールや水泳は治るまで禁止する[3]。
- 鼻前庭はブドウ球菌などの細菌の温床であり，小児には鼻孔に指を突っ込まないように指導する[3]。
- よく手を洗い，爪を短く切り，搔破して皮膚を傷つけないようにする。

次の一手

1) MRSAによる膿痂疹

- MRSAは皮膚科で分離される黄色ブドウ球菌の20〜40％を占める[2]。市中感染型MRSAが多い。
- 院内感染型MRSAと異なり，種々の抗菌薬に感受性が残っている。

- セフェム系抗菌薬を3日内服しても効果がない場合や細菌培養でMRSAが判明すれば，ホスホマイシン，ミノサイクリン塩酸塩，ニューキノロン系薬などに変更[1]。

内服：ホスミシン®ドライシロップ　40〜120 mg/kg　分3〜分4
外用：フシジンレオ®軟膏　1日数回　塗布（患部）

- ミノサイクリン塩酸塩は8歳未満には使用できない。歯牙黄染などを起こしうる。
- ノルフロキサシン，トスフロキサシン以外のニューキノロン系薬は小児（15歳未満）に使用できない。レボフロキサシンでは，動物実験（幼若動物）で関節異常が認められた。
- ST合剤も小児に使用可能だが，新生児には使用しない。新生児黄疸を増強する恐れがある[4]。
- 2％ムピロシン軟膏が有効であるが，日本では保険適用外。

■痂皮性膿痂疹

第一選択

- ペニシリン系薬に感受性があるため，一般的にペニシリン系薬が第一選択となるが，表1のように黄色ブドウ球菌との混合感染も多いため，セフェム系薬を内服。

内服：ケフラール®カプセル（250 mg）　3カプセル　分3
外用：アクアチム®軟膏　1日2回　塗布（患部）

- 重症感染では，溶連菌感染後糸球体腎炎の合併がまれにみられるため，尿中蛋白のチェックが必要。膿痂疹が軽快した後も10日間ほど抗菌薬の内服を継続[5]。
- 外用や処置方法，感染予防については，水疱性膿痂疹と同様。

治療に難渋したとき〜専門医への紹介のタイミング

- 下記の場合は皮膚科医に紹介する。

1）発熱などの全身症状を伴う場合

- 重症の場合は，点滴注射で抗菌薬を投与するなど入院による治療が必要になる。

2）アトピー性皮膚炎など湿疹性病変を合併する場合

- 抗菌外用薬のみでは悪化することがあり，ステロイド外用薬の併用が必要になる。

文献

1) 山崎　修：伝染性膿痂疹，汗腺膿瘍，丹毒．小児内科 40：543-546，2010
2) 渡辺晋一：小児皮膚感染症の診断と抗菌化学療法．小児科臨床 67：1123-1127，2014
3) 日本皮膚科学会ホームページ：https://www.dermatol.or.jp/qa/qa13/index.html
4) 水上智之：小児に対する抗菌薬の使い方．臨牀と研究 92：199-203，2015
5) 山口和子，三角真由：「とびひ」にセフゾン，適応症にはないけれど…．調剤と情報 23：1275-1277，2017

（田村政昭）

足白癬

> **エッセンス**
> - 必ず直接検鏡法で足白癬と診断をつけてから治療を開始する。
> - 治療の主体は外用抗真菌薬であり，クリーム基剤から始める。
> - 病型や病変部の状況により内服抗真菌薬が必要となる場合がある。
> - 内服抗真菌薬は肝機能障害を生じる可能性があり，慎重かつ定期的な血液検査が必要。
> - 再発や再感染の予防のため日常生活上の感染対策指導を行う。

処方のスタンダード

- わが国の足白癬の病型は，小水疱型（図1a），趾間型（図1b），角質増殖型（図1c）の3種類があり[1]，病型により治療内容が異なる。

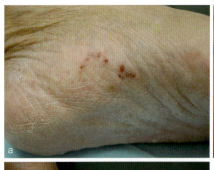
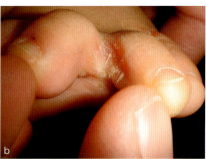
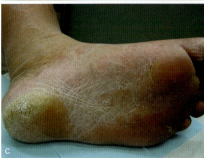

図1 足白癬の病型
a：小水疱型，b：趾間型，c：角質増殖型

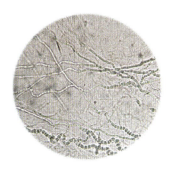

図2 直接検鏡像
菌糸と胞子連鎖を認める。

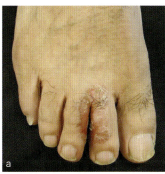

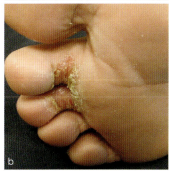

図3 外用抗真菌薬による接触皮膚炎

- 皮膚科の一般診療において，直接検鏡法（図2）で足白癬と診断されれば，小水疱型，趾間型の場合，白癬菌に抗菌活性が高いとされるイミダゾール系の外用薬が処方されることが多い。

ルリコン®クリーム 1日1回 塗布(足)

- 外用薬の基剤は使用感のよいクリーム薬を第一選択とし，1日1回塗布させる。塗布量より塗布範囲や塗布期間のほうが大切であることを説明し，自覚症状の有無にかかわらず，趾間，足底を中心に足全体の広範囲に塗布してもらう。塗布期間は最低約1か月間必要であるが[2]，塗り残しも考慮し，症状改善後もしばらく外用を続け，約3か月間塗布してもらう。
- もし趾間にびらんや亀裂を伴っている場合，そのままクリーム薬を塗布すると接触皮膚炎（図3）を生じやすいため，低刺激性の軟膏剤から始めるとよい。液剤も同様の理由で趾間，特にびらんを伴っている際は使用しないようにする。

ルリコン®軟膏 1日1回 塗布(足)

- 趾間の浸軟(ふやけ)が強い場合，菌が確認できないことが多いが，たとえ菌が確認されても亜鉛華軟膏などで皮膚表面の状態の改善を待ち，外用抗真菌薬へ変更する。
- 角質増殖型の場合，内服抗真菌薬が必要となることが多く，約1～2か月間内服させる[2]。また接触皮膚炎を生じた例でも，病変部に外用抗真菌薬を直接塗布できないため，内服抗真菌薬の適応となる。ただし，内服抗真菌薬は肝機能障害を生じやすいため，慎重かつ定期的な血液検査が必要。

・テルビナフィンは白癬菌に対して強い抗菌活性を有し，殺菌的に働く内服抗真菌薬である．この薬剤は重篤な肝機能障害を生じる可能性があり，製剤添付文書上，警告欄に明記されている．使用する前の血液検査と内服中の定期的な血液検査が必要．随伴症状にも留意しながら慎重に経過をみることになる．イトラコナゾールもテルビナフィンと同様に肝機能障害を生じる可能性がある．また，この薬剤は併用禁忌薬など薬剤相互作用が多いため，投与前に十分な薬歴の聴取が必要．

第一選択
・直接検鏡法で菌の存在を確認できたら，以下の治療を行う．

1)足白癬(小水疱型，趾間型)の場合
・イミダゾール系外用抗真菌薬

1)ルリコン®クリーム　1日1回　塗布(足)
2)ルリコン®軟膏　1日1回　塗布(足)〔趾間にびらんや亀裂を伴っている場合〕

2)趾間の浸軟(ふやけ)が強い場合
10%亜鉛華軟膏　1日1回　塗布(足)

・基剤の特性上，皮膚密着性が強いため，拭き取りが困難であることが多い．その際は，オリーブ油(医薬品)を用いるとよい．

3)足白癬(角質増殖型)や接触皮膚炎を生じた例の場合
ラミシール®錠　125 mg　1錠　分1　食後

・通常，成人にはテルビナフィンとして125 mgを1日1回食後に経口投与する．

次の一手

1)外用抗真菌薬が効果を示さない場合
・再度，直接検鏡法を行い，本当に足白癬であるか確かめる．直接検鏡法で菌がみつからない場合，汗疱(異汗性湿疹→102頁)，趾間型紅色陰癬，外用抗真菌薬による接触皮膚炎などとの鑑別を考慮する必要がある[2]．

①菌がみつかった場合
・足白癬に適応のある他系統の抗真菌外用薬に変更してみる．
・アリルアミン系外用抗真菌薬

ラミシール®クリーム　1日1回　塗布(足)

・チオカルバメート系外用抗真菌薬

ゼフナート®クリーム　1日1回　塗布(足)

②菌がみつからなかった場合
・短期間，ステロイド外用薬を塗布してみる[2]．

リンデロン®V軟膏　1日1回　塗布(足)

・臨床上，足白癬を強く疑うが直接検鏡法で菌の存在を確認できなかった場合，次回の診察予約を必ず行ったうえで少量のステロイド外用薬を処方し，約1〜2週間後

に受診させる。
- 湿疹病変のものであれば改善または治癒しており，再診時の直接検鏡法でも菌は陰性となる。しかし，足白癬であれば菌は増殖され，顕微鏡で多数の菌の存在を確認できる。その後，外用抗真菌薬へと変更すればよい。

2) 内服抗真菌薬であるテルビナフィン内服が効果を示さない場合
- 再度，直接検鏡法を含む真菌検査を行い，本当に足白癬であるか確かめる。
- 菌がみつかれば足白癬に適応のある他系統の内服抗真菌薬に変更する。

イトリゾール®カプセル　50 mg　1～2錠　分1　食直後

- 通常，成人にはイトラコナゾールとして50～100 mgを1日1回　食直後に経口投与する。

治療に難渋したとき～専門医への紹介のタイミング

1) 外用抗真菌薬で接触皮膚炎を生じている場合
2) 外用抗真菌薬を約1か月間使用しても改善傾向を示さない場合
- 足白癬の診断に直接検鏡法は必須。しかし，皮膚科医以外の医師の場合，診療室の卓上に常に顕微鏡がないため，施行が困難であることが予測される。
- 足白癬を疑った場合，まずは診断目的に皮膚科医へと相談し，経過中に1)や2)を認めたなら，皮膚科受診を勧めていただきたい。

3) 再発や再感染の予防のための日常生活指導が必要な場合
- 足白癬の病巣から環境へ菌が散布されるため，以下のような家族内患者の治療が最重要となる[1]。
    ① 家族内の白癬患者の治療を勧める
    ② 脱衣所の足拭きマットを頻繁に洗濯する
    ③ 室内の床掃除をこまめに行う
    ④ 入浴時，足全体と趾間を丁寧に洗う
    ⑤ 入浴後，足と趾間を乾燥させる

文献
1) 望月　隆：細菌・真菌性疾患．皮膚糸状菌症(白癬)．足白癬．玉置邦彦(編)：最新皮膚科学大系 14, pp 206-209, 中山書店, 2003
2) 渡辺晋一，他：皮膚真菌症診断・治療ガイドライン．日皮会誌 119, 851-862, 2009

(竹田公信)

爪白癬

> **エッセンス**
> - 直接検鏡や培養検査などにより，爪白癬と確定診断した後に治療を開始する。
> - 外用療法と内服療法がある。
> - 外用療法は，エフィナコナゾール爪外用液もしくはルリコナゾール爪外用液を用い，従来の抗真菌薬の液剤は使用しない。
> - 内服療法には，ホスラブコナゾールとテルビナフィン，イトラコナゾールがある。前者は肝機能異常や汎血球減少，後者は併用薬剤に注意が必要。

処方のスタンダード

- 直接検鏡もしくは培養検査，白癬菌抗原キットなどに基づき，爪白癬であると確定診断した患者に治療を行う。爪白癬でない症例（厚硬爪甲）を爪白癬と誤診して治療がなされていることも少なくない（図1）。
- 検査を行わずに薬剤を処方した場合，保険で査定される場合がある。特に以下の外用療法およびホスラブコナゾールの処方を行う場合は，検査は必須。
- 病型により外用治療もしくは内服治療を選択する。表在型や爪の先端部のみが侵されている場合は外用治療のよい適応である。爪が全体的に侵されている場合は，内服治療が選択される。
- 新しく伸びてくる爪が正常な爪であり，白濁変形した爪が正常化するわけではない。そのため，爪が伸びてこないと，治療効果が患者に実感されない。

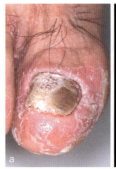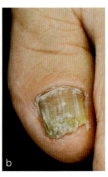

図1 爪白癬と鑑別疾患
a：爪白癬　b：厚硬爪甲
治療は確定診断した後に行う。

■爪の先端部が侵されている場合（表在型）

第一選択

- エフィナコナゾール爪外用液もしくはルリコナゾール爪外用液が第一選択。

1）クレナフィン®爪外用液　1日1回　白濁部だけでなく爪甲全体に塗布
2）ルコナック®爪外用液　1日1回　白濁部だけでなく爪甲全体に塗布

- 爪囲の広範な皮膚への外用は，接触皮膚炎の恐れがあるため，極力避ける．
- 外用開始数か月は効果が実感されないことも多い．辛抱強く外用させることが重要．
- 従来の抗真菌薬にも剤形として液はあるが，爪白癬には保険適用はない．そのため，爪白癬の病名では，査定されることも少なくない．また，足白癬の病名で処方しても，外用部位に爪と記載すると，査定される可能性がある．

■爪全体が侵されている場合

第一選択

- ホスラブコナゾールが第一選択．

ネイリン®（100 mg）　1カプセル　分1

- 1日1回，12週間内服する（12週間を超えると査定される）．
- γGTP上昇をはじめとする肝機能障害が現れることがある．肝機能アルゴリズムが公表されており，治療前や治療開始後のASTやALTの値により，血液検査の時期や投与継続の有無が示されている．
- 併用注意薬として，シンバスタチン，ミタゾラム，ワルファリンがある．特にワルファリンは作用が増強し，著しいINRの上昇が現れることがある．

次の一手

- ホスラブコナゾールが内服できない場合や無効の場合は，テルビナフィンが選択される．
- 1日1回，爪が伸びきるまで（半年〜1年間）内服．
- 重篤な肝障害および汎血球減少，無顆粒球症，血小板減少が現れることがある．投与前・投与中の定期的な肝機能検査および血液検査が必要．
- 併用禁忌薬はないが，いくつかの併用注意薬がある．
- イトラコナゾールは，爪白癬に対してはパルス療法しか認められていない．同系統のホスラブコナゾールが上市されたこともあり，処方頻度は激減している．2薬剤が何らかの理由で使用できないときに考慮する．

治療に難渋したとき〜専門医への紹介のタイミング

- 爪白癬の診断は視診だけでは困難なことも少なくなく，確定診断には，真菌検査が必要．薬剤の処方の際にも，検査にて診断の確定が求められている．
- 爪白癬が疑われたときは，最初から，皮膚科医に紹介することが望ましい．

（竹中　基）

疥癬

> **エッセンス**
> - 通常型か，角化型かを判断し，病型に応じた治療を行う。
> - 全身状態を考慮し，フェノトリンローション外用か，イベルメクチン内服を選択。他，補助療法を検討。
> - 感染予防対策を行う。

処方のスタンダード

・病型を十分に把握したうえで「疥癬診療ガイドライン(第3版)」に準じた治療と感染予防対策を行う[1]。

第一選択

・フェノトリンローション(スミスリン®ローション)外用，もしくはイベルメクチン(ストロメクトール®)内服。
・全身状態から安全性を考慮していずれかを選択。
・小児，妊婦，授乳婦への投与は安全性が確立されていない薬剤が多い。使用に関しては疥癬診療ガイドライン[1]を参考のうえ投与する。

1)外用

スミスリン®ローション　1回1本30ｇ　基本的に頸部以下，手掌足底まで皮疹のない部分も含めた全身に塗布　塗布後12時間以上経過してから洗浄除去　1週間間隔で少なくとも2回

・小児では1回塗布量を適宜減量する。

2)内服

ストロメクトール®錠　1回約200 μg/kg　空腹時に水と一緒に内服

・再投与が必要な場合は1週間の間隔をおく。

■通常型(図1, 2)

・基本的にフェノトリンローション外用かイベルメクチン内服のいずれかで治療可能。
・第二選択薬としてクロタミトン，イオウ剤，安息香酸ベンジルなどの外用併用を検討。
・瘙痒の強い場合は，抗ヒスタミン薬内服，アズノール®，レスタミン®，保湿薬な

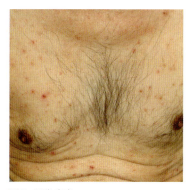
図1 通常疥癬
体幹に紅色丘疹が散在多発している。

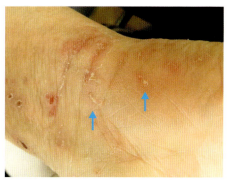
図2 通常疥癬
手部には疥癬トンネル(→)がみられる。

どの外用で対応し，ステロイド外用薬は使用しない。
・感染力はあまり強くはないが，濃密な接触には注意。
・リネン類など肌に直接触れるものは共用しない。処置ごとの手洗いは十分に行う。

■角化型疥癬
・通常疥癬の治療に加え角質の除去を行う。
・角化部は連日サリチル酸含有ワセリンや尿素軟膏を外用し，入浴時に湯でふやかしてから擦り取る。
・フェノトリンローションは顔面，頭部も含めて全身に外用する。
・状況によってはフェノトリンローション外用とイベルメクチン内服の併用を検討する。ただし併用の有効性，安全性は未確認。
・爪疥癬の有無につきチェックする。
・感染力が強く集団感染の原因となる。
・個室隔離，介護者は予防着や手袋の着用，リネン類は加熱処理，居室やトイレの清掃など十分な感染予防対策が必要。

治癒判定
・治療終了後1週間間隔で2回連続してヒゼンダニが検出できず疥癬に特徴的な皮疹の新生がない場合は治癒とする。
・潜伏期間や再燃を考慮し，数か月後まで観察することが望ましい。

次の一手
・フェノトリンローション外用，またはイベルメクチン内服単独治療で十分な効果が得られない場合は，薬剤の変更(内服→外用，外用→内服)，あるいは併用を検討する。
・感染予防対策を見直す。

治療に難渋したとき〜専門医への紹介のタイミング

1）疥癬治療開始後も発疹やかゆみが改善しないとき
・治療による一過性の反応，治療不十分，疥癬後瘙痒などの可能性がある．
2）集団感染し，感染拡大が止まらないとき

文献
1）石井則久，他：疥癬診療ガイドライン第3版．日皮会誌 125：2023-2048，2015
2）和田康夫（編）：疥癬ハンドブック，アトムス，2016
3）南光弘子（編）：疥癬対策パーフェクトガイド，秀潤社，2008

（西尾晴子）

梅毒

> **エッセンス**
> - 初期(第1期)は病原体(梅毒トレポネーマ)の検出と梅毒血清反応の結果を総合して診断する。
> - 第2期以降では，梅毒血清検査の結果を判定して，診断を確定する。
> - ペニシリンを4～8週内服して，RPR値の低下を確認し，治癒を判定する。
> - 抗菌薬の内服期間が長期にわたるので，十分かつ確実な治療の重要性，パートナーとともに治療する必要性などについて理解させる。

処方のスタンダード

- 「性感染症診断治療ガイドライン2016」[1]，および「梅毒診療ガイド」[2]を参考にして，治療を行う(図1)。

第一選択

- 比較的初期の感染局所に病変が限定している時期(第1期：図2)では，病原体(梅毒トレポネーマ)の検出と梅毒血清反応の結果を総合して診断する。
- 病原体の検出はPCR法が最も確実だが，実施できる施設が限られているので，代わりに古典的な墨汁法，暗視野法や蛍光抗体法などを用いてもよい。ただし，手技が複雑かつ感度が低いため，陽性判定には熟練を要する。
- 第1期の梅毒血清反応(RPRおよびTPLA)は陰性である場合が多いが，治療中，治療後にはある程度の値で陽性反応が得られるので，経時的に測定を行う。
- 手掌，足蹠の若干の角化を伴う円形小紅斑，いわゆる丘疹性梅毒(梅毒性乾癬：図3)や梅毒性脱毛(図4)などに代表される皮膚病変がみられる第2期では，皮疹の形態から梅毒を疑い，梅毒血清反応の陽性を持って診断を確定する。
- 皮膚，粘膜症状がないが，術前検査などで梅毒血清反応の陽性所見がみられた場合には，患者の年齢，性的に活発かどうか，感染機会の有無，梅毒に対する既治療の有無などを問診し，梅毒を伝搬する可能性がある状態(活動性梅毒)かどうか判定し，治療の必要性を決定する。

サワシリン®カプセル(250 mg)　6カプセル　分3　毎食後4～8週

- 現在までペニシリンに耐性を持つ梅毒の報告はほとんどない。質の高いエビデンスを示した論文はみられないが，半世紀以上にわたる長い治療経験からペニシリン製

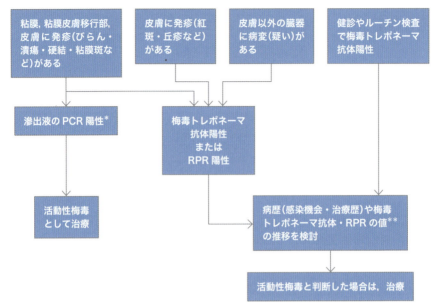

図1 診断の手順
＊：検体採取は習熟した医師が実施すること（保険未収載）。＊＊：自動化法を推奨する。
〔日本性感染症学会梅毒委員会梅毒診療ガイド作成小委員会：梅毒診療ガイド．p2，日本性感染症学会，2018より一部改変〕

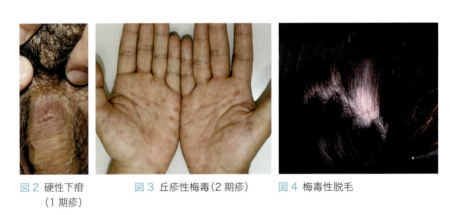

図2 硬性下疳（1期疹）　　図3 丘疹性梅毒（2期疹）　　図4 梅毒性脱毛

剤による治療が最も確実で有効性が高いとされている。
・治療開始後に死菌による発熱反応（Jarisch-Herxheimer反応）が生じることがあるので，治療開始前に説明しておく。
・治療は第1期の場合4週間，第2期では8週間が推奨される。
・固定のパートナーがいる場合には，検査を実施し，陽性であれば一緒に治療を行う。
・治療効果の判定にはRPR値を経時的に測定し，治療後の値が診断時の値（最高・

値)の 1/2 以下になっていれば治癒状態と判定する。
- 2022 年より持続性ペニシリン筋注用製剤も使用可能となっている。早期梅毒(第 1 期および第 2 期)では臀部に 240 万単位を単回投与し，後期梅毒(感染後おおむね 1 年以上経過したもの)では週 1 回で 3 回の投与を行う。

> 次の一手

- ペニシリンアレルギーがある場合は，以下を選択。ただし，妊婦には使用しない。

ミノマイシン®錠(100 mg)　2 錠　分 2　朝・夕食後 4〜8 週

- 患者に HIV 感染症やその他の免疫抑制状態がすでに存在する場合にはサワシリン®とともに以下を併用するとペニシリンの血中濃度が高く維持されて，効果が高いという報告がある。

ベネシッド®錠(250 mg)　6 錠　分 3　毎食後

- 梅毒に罹患した場合は他の性感染症にも同時に罹患している可能性があることを患者に説明し，淋菌感染症，クラミジア感染症，HIV 感染症などの検査を行う。
- 以前から梅毒血清反応として行われていた，用手法の STS(ガラス板法，RPR カード法など)および TPHA 法は，煩雑で，コストが高く，検査者による判定結果にばらつきが出やすいことなどから，自動化された RPR，TPLA が主流となっている。
- 現在も用手法を用いている施設では，治療の効果判定において STS が 8 倍以下あるいは治療前値の 1/4 以下になっていることを確認する。

治療に難渋したとき〜専門医への紹介のタイミング〜

- 以下のような場合には専門医に紹介する。
  1) 梅毒を疑わせる皮膚，粘膜症状がありながら RPR と TPLA がともに陰性，または片方のみ陰性で，病原体の検出も成功せず，梅毒の確実な診断ができないとき
  2) 先天梅毒が疑われるとき
  3) 十分な期間抗菌薬による治療を行っても，RPR 値が高値を維持し，神経梅毒の合併も疑われるとき
  4) HIV 感染症の合併が梅毒の診断以降に判明し，HIV 感染症の専門医による治療が必要な場合。
  5) 非常にまれだが梅毒による進行麻痺や大動脈瘤などの後期梅毒が疑われるとき

> 文献

1) 日本性感染症学会：性感染症診断・治療ガイドライン 2016．日本性感染症学会，2016　http://jssti.umin.jp/pdf/guideline-2016_v2.pdf
2) 日本性感染症学会梅毒委員会梅毒診療ガイド作成小委員会：梅毒診療ガイド．日本性感染症学会，2018　http://jssti.umin.jp/pdf/syphilis-medical_guide.pdf

(安元慎一郎)

12. 皮膚感染症

シラミ症

> **エッセンス**
> - 激しいかゆみを主訴に受診する場合が多く，かゆみを起こす他の皮膚疾患との鑑別が重要．
> - 殺虫と成虫・卵の除去に尽きるが室内消毒は不要．
> - スミスリン®パウダーやスミスリン®Lシャンプータイプが市販されている（保険適用外）．
> - シラミ症は特定集団内での感染反復が起こりうるので，患者が発生した場合は感染拡大防止に努める．
> - ケジラミ症の場合，他のSTIの重複感染の可能性を考えることも必要．

- シラミ症とはシラミ亜目の吸血性昆虫が人体に寄生し生じる皮膚疾患である．
- 人体に寄生するシラミには，ヒトジラミ科に属するアタマジラミとコロモジラミ，ケジラミ科に属するケジラミがある．
- シラミの種類と感染集団は特異性があり，アタマジラミ症は12歳以下の児童，コロモジラミ症は衣類の取替えなど保清行動が不自由な集団，ケジラミ症は性行動が活発な年齢層を中心に発生がみられる．
- シラミ成虫および皮膚近くの毛に付着する虫卵（と殻）を肉眼または顕微鏡で確認し，診断を確定する．
- アタマジラミの体長はメス2〜4 mm，オス1〜3 mmで細長い体型，ケジラミの体型は1〜1.5 mmでカニに似た形状でcrab louseと呼ばれ形態は大きく異なる．
- アタマジラミでは，後頭部や耳の後ろをかゆがることが多い．成虫および皮膚近くの毛髪に固着する0.5 mm程の白〜薄茶の光沢のある虫卵（と殻）を肉眼または顕微鏡で確認する．
- 虫卵は容易には可動しないが虫卵と見間違えやすいヘアキャスト（毛髪に輪状に付着する鱗屑）は簡単に取れる．
- ケジラミ症の場合，陰毛部に吸血による（夜間の）激しいかゆみを訴えて受診し，刺咬部位に一致した点状紅斑や，掻破による湿疹病変をみることが多い．また下着に点状出血や黒褐色小砂様の汚れ（排泄物）がみられることもある．
- 診断がつけば，他のSTI（sexually transmitted infection）の重複感染の可能性を

考えて検査を進める。

処方のスタンダード

- 殺虫と成虫・卵の除去に尽きる。室内消毒は不要。散髪や剃毛は有効であるが完全ではない。

スミスリン®パウダーまたはスミスリン®Lシャンプータイプ　1日1回　2〜3日おきに3〜4回程度 保外

- 1回の治療につき，パウダーは頭髪7g，陰毛2g，シャンプーは頭髪10〜20 mL，陰毛3〜5 mL使用し，毛の生え際にも十分いきわたるようにする。
- パウダーの場合は散布後1時間，シャンプーの場合は5分間放置後，水もしくはぬるま湯で十分洗い流す。
- スミスリン®は虫卵に効果がないため，1週間で虫卵が孵化することを考慮し，1日1回，2〜3日おきに数回繰り返すことが望ましい。近年スミスリン®中のピレスロイドという殺虫成分耐性のシラミが数％存在することが知られている。
- アタマジラミの場合，専用の櫛が市販されている(通販のみ)が，効果は駆除する者の丁寧さに大きく依存する。床などに落ちた毛を掃除機で吸い取ることも必要。
- 睫毛などに発生した場合は，殺虫剤の使用はできないためピンセットなどで除去する必要がある。
- コロモジラミに対する対応は，衣服の交換や洗浄，破棄が必須であり，殺虫剤の塗布は必要ない。
- シラミの成虫，虫卵は55℃以上の温水で5分間の処理により死滅するため，この条件下での枕カバー，シーツの加熱処理(乾燥機，アイロン)は有効。

生活指導

- シラミ症は特定集団内での感染反復が起こりうるので，患者が発生した場合は感染拡大防止に努める。
- アタマジラミは学校伝染病第三種(その他)のため出席停止や隔離は不要。
- 子供の睫毛などにケジラミが生じた場合は，家族内感染の可能性を説明し，両親の受診も勧める。

治療に難渋したとき〜専門医への紹介のタイミング

- シラミ症はかゆみを起こす他の皮膚疾患との鑑別が重要である。
- そのためステロイド外用薬の使用で改善しない湿疹病変などの場合は皮膚科医への紹介が好ましい。

(秋田浩孝)

12. 皮膚感染症

マダニ刺症

> **エッセンス**
> - マダニが一部でも残存する場合は，確実に外科的に切除する。
> - マダニが媒介する感染症のうちライム病と日本紅斑熱は，スピロヘータやリケッチアによるため，テトラサイクリン系（ドキシサイクリン，ミノサイクリン）投与が有効。
> - ダニ媒介性脳炎（主に北海道）やSFTS（主に西日本）は対症療法しかなく，直ちに専門機関に相談，紹介。

処方のスタンダード

- マダニに吸着された状況（いつ，どこで）を把握して，今後どのような媒介感染症が起こりうるか想起する（発症する感染症には地域特異性がある）（表1）。
- 生きているマダニであれば，早期に外科的に除去。
- マダニが死んでいても吸着していたり，虫体がなくとも硬結が残っている場合は，切除が望ましい（図1）。
- ライム病や日本紅斑熱を疑う場合は，テトラサイクリンが第一選択。
- ウイルスによる重症熱性血小板減少症候群（severe fever with thrombocytopenia syndrome；SFTS）やダニ媒介性脳炎には，特異的治療はなく，対症療法。

表1 マダニにより媒介される主な疾患

疾患名	病原体		分布	治療
ライム病	スピロヘータ	ライム病ボレリア（主に，B. garinii，B. afzelii）	北海道，本州中部山岳	テトラサイクリン
日本紅斑熱	リケッチア	紅斑熱群リケッチア（R. japonica）	主に関東以西	テトラサイクリン（重症例にはニューキノロン併用）
SFTS	ウイルス	ブンヤウイルス科フレボウイルス属SFTSウイルス	西日本	対症療法
ダニ媒介性脳炎	ウイルス	ダニ媒介性フラビウイルス	北海道	対症療法

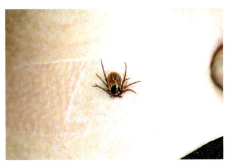

図1 皮膚に咬着するマダニ(死んでいる)

第一選択

- マダニ刺症の治療対象は,マダニそのものに起因することとマダニ媒介感染症である。
- 生きているマダニであれば,後方刺入(馬原)法やワセリン法,ティックツイスター法を試してもよい。ワセリン法は吸着したマダニ虫体にワセリンを塗布し,約30分後に異物鉗子で除去する。これらを行った後には,ダニの口器が残存しないかどうかダーモスコピーなどで確かめる。
- マダニが死んでいたり,硬結が残る場合は,異物肉芽腫を形成する可能性があり,外科的切除が望ましい。
- 吸着していても,すぐには何も変化がない場合が多い。また,マダニに吸着された地方によって,媒介される感染症が異なる。いつ,どこでマダニに吸着されたか詳細を確認する。
- マダニに吸着された後,皮膚科的切除とともに,発症予防のため,テトラサイクリン系を処方することもある。テトラサイクリンもしくはペニシリンの4日間内服でライム病発症を防げるという報告がある。

ミノマイシン®錠(50 mg) 2錠 分2 朝夕食後

- マダニ吸着部に数日後から出現する浮腫性紅斑は,慢性遊走性紅斑といわれ,ライム病の一期を考え,テトラサイクリン系で治療。
- 吸着された後,数週間は,発熱や胃腸症状(腹痛,嘔吐,下痢)などの全身症状,皮膚症状の有無に注意するように説明。

次の一手

- マダニに吸着されたのちに想起する代表的感染症は,ライム病,日本紅斑熱である。この2つは,テトラサイクリン系が有効である。
- 北海道や本州山岳部でマダニに吸着されたのち,1か月以内に5 cm以上の遊走性に拡大する紅斑があれば,ライム病と診断してもよい。
- 2〜8日後に高熱が出現した場合は,全身を観察し紅斑がないか確認。これら症状

が揃えば，日本紅斑熱を考慮し，直ちにテトラサイクリン系で治療開始する．
・日本紅斑熱では，39℃以上の重症例では，テトラサイクリン系と同時にニューキノロン系（シプロフロキサシンを推奨）を併用．

シプロフロキサシン錠(200 mg)　2錠　分2　朝夕食後

治療に難渋したとき〜専門医への紹介のタイミング

・マダニに吸着されたエピソードを持っている場合，全身疾患として，SFTSやダニ媒介性脳炎，ライム病による亜急性髄膜炎を考慮しなければならない．
・6〜14日間で高熱とともに胃腸症状，そして血小板減少，白血球減少，肝機能障害を呈した場合は，SFTSを想起する．現時点では標準治療はなく，高い死亡率を有する．SFTSを考えた場合は，地方衛生研究所や国立感染症研究所など専門機関に連絡し，その後の指示を仰ぐべきである．

文献
1) 夏秋　優：マダニ刺症の現状と対応．西日皮膚　79：5-11，2017
2) 厚生労働省ホームページ：ダニ媒介感染症　http://www.mhlw.go.jp/stf/seisakunitsuite/bunya/0000164495.html

（小川英作）

索引

欧文

A・E・F・G
Artzの基準　127
episodic therapy　58
FTU（finger tip unit）　5, 21, 90
GH（genital herpes）　58

K・L
Kaposi水痘様発疹症　60, 187
lichen aureus　120

M・O
M式サンスクリーン塗布法　47
moist wound healing　50, 133
O/W（oil in water）型　11

P
Parkland法　127
patient initiated therapy　58
PHN（postherpetic neuralgia）　60
PA（Protection Grade of UVA）　46, 76

S
Schamberg病　120
SFTS（severe fever with thrombocytopenia syndrome）　222
SPF（Sun Protection Factor）　46, 76

T
T1/2　69
TIME　134
Tmax　68

W
W/O（water in oil）型　11
wound bed preparation　50, 133

和文

あ
アクリノール含有酸化亜鉛　37
アクロコルドン　182
アシクロビル　30, 56
足白癬　208
あせも　100
アダパレン　40
アタマジラミ症　220
アトピー性皮膚炎　38, 77, 97
アメナメビル　56
アモロルフィン　26
アルギン酸ドレッシング　52
アンテドラッグ　2

い
異汗性湿疹　102
イトラコナゾール　64

え
エアロゾル　12
液滴分散法　39
エフィナコナゾール　29
エモリエント効果　73
エモリエント製品　19
円形脱毛症　171
炎症性表皮嚢腫　179

か
疥癬　214
界面活性剤　72
外用薬　10
　──の混合　4
角化型足白癬　62
核酸アナログ製剤　56
角膜ヘルペス　32
活性型ビタミンD_3外用薬　42, 151
カデキソマー・ヨウ素　35
痂皮性膿痂疹　205
カルシポトリオール　44
カルシポトリオール50μg/g＋ベタメタゾンジプロピオン酸エステル0.643 mg/g　44

眼瞼黄色腫　162
汗疹性湿疹　100
乾癬　150
陥入爪　176

き・く

機械性蕁麻疹　109
基剤　3, 10
吸水クリーム　11
銀イオン含有創傷被覆・保護材　36
クリーム　10, 74

け

鶏眼　144
経口抗真菌薬　62
ケジラミ症　220
血管拡張性環状紫斑　120
結節性痒疹　113
血中濃度半減期　69
ケトコナゾール　26
ゲル　12
懸濁性基剤　12
原発疹　104

こ

抗菌薬　33
紅色汗疹　100
抗真菌薬　25
抗真菌薬含有シャンプー　66
口唇ヘルペス　58, 187
抗生物質含有外用薬　33
光線角化症　184
抗ヒスタミン薬　68
抗ヘルペスウイルス(外用)薬　30, 56
コールドクリーム　11
コリン性蕁麻疹　109
コロモジラミ症　220
混合処方　13

さ

最高血中濃度到達時間　68
再発型単純ヘルペス　58
再発性性器ヘルペス　58

再発抑制療法　58
痤瘡　40
サンスクリーン剤　46
サンタン　76
サンバーン　75
散布疹　104

し

紫外線　75
自家感作性皮膚炎　104
色素性紫斑性苔癬様皮膚炎　120
湿潤環境下療法　50, 133
シミ　160
しもやけ　130
重症熱性血小板減少症候群　222
重層療法　13
酒皶　168
主剤　3
酒皶様皮膚炎　170
掌蹠膿疱症　139
褥瘡　53, 133
初発型単純ヘルペス　58
シラミ症　220
脂漏性角化症　182
脂漏性湿疹　86
脂漏性皮膚炎　97
深在性汗疹　101
尋常性痤瘡　164
尋常性白斑　156
尋常性疣贅　195
親水クリーム　11, 74
蕁麻疹　106

す

水晶性汗疹　100
水中油型　11, 74
水疱性膿痂疹　205
水溶性基剤　11
スキン-テア　124
スキンケア　71
ステロイド(外用薬)　1, 14, 151
スプレー　12
スルファジアジン銀　36

せ

性器ヘルペス　31
精製白糖・3% ポビドンヨード　35
石鹸　72
接触皮膚炎　83, 97
セラミド含有外用薬　74
尖圭コンジローマ　193

そ

創面環境調整　50, 133
瘙痒性紫斑　120

た

帯状疱疹　30, 190
帯状疱疹後神経痛　60, 191
体部白癬　62
タカルシトール　44
タクロリムス水和物含有軟膏　38
ダニ媒介性脳炎　222
単純塗布　12
単純ヘルペス　30
丹毒　201

ち・つ

虫刺症　117
爪白癬　62, 212

て

テープ　12
手湿疹　94
テルビナフィン塩酸塩　26, 62, 64
伝染性軟属腫　199
伝染性膿痂疹　205
癜風　62

と

凍瘡　130
頭部白癬　62
塗擦　12
塗布　12
ドライスキンケア　19
ドレッシング材　50

な・に

軟膏　3, 10, 74
ニキビ　40, 164
日光角化症　184
日光黒子　160
日光皮膚炎　137
日本紅斑熱　222
乳児湿疹　97
尿素軟膏含有外用薬　74

ね

ネチコナゾール　26
熱傷　127

は

配合剤　10
梅毒　217
ハイドロコロイド　51
ハイドロジェル　52
ハイドロファイバー　52
バニッシングクリーム　11
バラシクロビル　56

ひ

皮脂欠乏性湿疹　90
ビダラビン　30, 56
美白剤　49
被覆　75
皮膚瘙痒症　110
ビホナゾール　26
日焼け　137
鼻瘤　170

ふ

ファムシクロビル　56
ブテナフィン　26
プラメナヘース　74
プロアクティブ療法　81

へ

ヘパリン類似物質含有外用薬　74
ヘリカーゼ・プライマーゼ阻害薬　56
ヘルペス性歯肉口内炎　187

胼胝　144
扁平苔癬　154

ほ
蜂窩織炎　201
保湿　73
保湿薬　19, 73, 90
保湿薬入り洗浄剤　24
保湿用入浴剤　23, 74
ホスラブコナゾール L-リシンエタノール付加物
　　65
ポビドンヨード　35
ポリウレタンフォーム　52

ま
マキサカルシトール　44
マキサカルシトール 25μg/g+ベタメタゾン酪酸
　エステルプロピオン酸エステル 0.5 mg/g　44
巻き爪　176
マクロゴール軟膏　11
マダニ刺症　222
マラセチア毛包炎　62
慢性色素性紫斑　120

み
水いぼ　199
密封療法　13

む・め
無機系抗菌薬　36

免疫抑制薬　38
面皰　40

も
モイスチャライザー製品　19
モイスチャライザー効果　74
毛孔性苔癬　147

ゆ
油脂性基剤　11
油中水型　11, 74

よ
ヨウ素軟膏　35
ヨードホルム　35

ら・り・る・れ
ライム病　222
ラノコナゾール　26
リラナフタート　26
ルリコナゾール　26, 29
レチノイド　40

ろ
老人性色素斑　160
ローション　12

わ
ワセリン　74